总主编◎楼宇烈

中|华|优|秀|传|统|文|化|经|典|丛|书

# 黄帝内经

一

〔战国〕佚 名 原著

曹洪欣 武国忠 主编

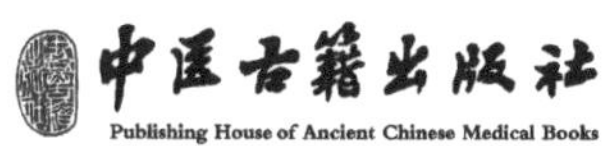
中医古籍出版社
Publishing House of Ancient Chinese Medical Books

图书在版编目（CIP）数据

黄帝内经：全五册 /（战国）佚名原著；曹洪欣，
武国忠主编 . — 北京：中医古籍出版社，2022.10
（中华优秀传统文化经典丛书 / 楼宇烈总主编）
ISBN 978-7-5152-2437-4

Ⅰ . ①黄… Ⅱ . ①佚… ②曹… ③武… Ⅲ . ①《内经》
Ⅳ . ① R221

中国版本图书馆 CIP 数据核字（2022）第 016855 号

# 黄帝内经（全五册）

原　　著：〔战国〕佚名
主　　编：曹洪欣　武国忠

责任编辑：王益军
策　　划：善品堂藏书
出版发行：中医古籍出版社
社　　址：北京市东城区东直门内南小街 16 号（100700）
电　　话：010-64089446（总编室）　　010-64002949（发行部）
网　　址：www.zhongyiguji.com.cn

开　　本：889mm×1194mm　1/32
印　　张：43.625
字　　数：919 千字
版　　次：2022 年 10 月第 1 版　　2022 年 10 月第 1 次印刷
书　　号：978-7-5152-2437-4
定　　价：460.00 元

# 出版缘起

　　文化是一个国家、一个民族的灵魂。泱泱华夏，五千年文明历史所孕育的中华优秀传统文化，是中华民族生生不息、发展壮大的丰厚土壤，使我们在世界文化激荡中根深蒂固。

　　十八大以来，党中央高度重视中华优秀传统文化的传承与发展。2013年11月，习近平总书记在山东曲阜的孔府和孔子研究院考察时明确指出："要大力弘扬中国传统文化。"2017年1月，中共中央办公厅、国务院办公厅印发《关于实施中华优秀传统文化传承发展工程的意见》，系统部署传承发展中华优秀传统文化的战略任务，把传承中华优秀传统文化提升到新的历史高度。2022 年 4 月，中共中央办公厅、国务院办公厅又印发《关于推进新时代古籍工作的意见》，明确指出，要完善古籍工作体系、提升古籍工作质量，"挖掘古籍的时代价值""促进古籍的有效利用""做好古籍普及传播"。

中华传统文化是中华民族的"根"与"魂"。文化兴则国家兴，文化强则民族强。没有高度的文化自信，没有文化的繁荣兴盛，就没有中华民族的伟大复兴。党的十九届六中全会强调，要"推动中华优秀传统文化创造性转化、创新性发展"。为适应全民阅读、共读经典的时代需求，我们结合新的时代条件，组织出版这套"中华优秀传统文化经典丛书"，展示古籍研究领域的成果，推广、普及中华优秀传统文化经典，传承、弘扬中华优秀传统文化，提振当代中国人的文化自信。

激活经典，熔古铸今。这套丛书精选中华优秀传统文化经典，既选取广为人知的历史沉淀下来的传世经典，也增选极具价值但多部大型丛书未曾选入的珍稀出土文献（如诸多竹简、帛书典籍），充分展示中华传统文化的历史脉络与宏富多元。丛书由众多学识渊博的专家学者担任编委，遴选各领域杰出研究者与传承人担任译注作者，切实保证丛书的品质。

丛书定位为中华优秀传统文化经典普及读物，力求能让广大读者亲近经典、阅读经典，充分领略和感受中华优秀传统文化的魅力，并从中获益。为此，解读者（或译注者）以当代价值需求为切入点解读古代典籍，全方位解决古文存在的难读难解、难以亲近的问题，让中华优秀传统文化贴近现实生活，走进人们的心中，最大限度地发挥以文化人的作用。

"问渠哪得清如许？为有源头活水来。"博大精深的中华文化源远流长，五千年文脉绵延不绝，中华优秀传统文化经典是中华儿女奋发图强、继往开来、实现民族伟大复兴的强大精神来源。古人云："洒扫应对，莫非学问。"千经万论，如果不能够应用落实到实践中，就只是纸上谈兵。读者诸君若能常读经典、读好经典，真正把传统文化的精义、真髓切实融入生活和工作，那各位的知与行也一定能让生活充满希望，让工作点亮未来，让国家昌盛，让世界更美好！

丛书编委会

2022 年 5 月 8 日

# "中医四大典籍丛书"编委会

撰 序　许嘉璐

策 划　何德益

主 编　曹洪欣　武国忠

编 委　（以姓氏笔画为序）

于　始　王　乐　王　哲　王　博

王喜军　申　力　农汉才　刘寨华

李阳泉　杜　松　何　巍　张天奉

武撄宁　谢友旺

# "中医四大典籍丛书"
# 主编简介

曹洪欣　医学博士，教授，博士生导师，国家中医药管理局科技司司长，中国中医科学院前院长、首席研究员，全国政协委员。国务院学位委员会中医学学科评议组召集人、国家非物质文化遗产（中医生命认知方法）代表性传承人，国家有突出贡献中青年专家，享受国务院政府特殊津贴。兼任中国中医药信息研究会副会长、国家药典委员会执行委员，《国际中医中药杂志》前主编、《中华医学百科全书》中医药类总主编等，发表论文350余篇，出版著作30余部。

武国忠　著名中医师，现任北京理工大学生命学院传统医药研究中心主任。师从当代道教学者、著名中医、针灸大师胡海牙，是胡海牙先生的入室弟子；又从师于意拳大师王玉芳、朱垚亭两位先生精研意拳养生，得意拳站桩真传，被王玉芳先生收为义子。结合自己多年临床实践经验，融道家养生、丹道养生与武术养生等中国传统养生学精髓于一炉，构建了一套全新的适合现代人体质特点的先天医学体系，得到了医学界的普遍推崇和患者的高度认可。出版有《黄帝内经使用手册》《一通百通治百病》《活到天年》《身体自有大药》《养生太极桩》《伤寒集注》《本经疏证》《道家养生》等著作。

# 序：元典置案　创新不遥

许嘉璐

（第九届、第十届全国人大常委会副委员长，中国文化院院长）

曹洪欣、武国忠两位教授组织中医药专家整理出版这套"中医四大典籍丛书"，在我看来这是近年中医学界出版工作中值得特别关注的一件事。虽然三十年来中医药典籍出版成果丰硕，但是，把《黄帝内经》和张仲景、孙思邈、李时珍的著作集中整理合刊，还是首次；这四部著作都是中医药经典中之伟大典籍。如果着眼于中国医学从远古走来的路径，可以说，这四部书正是中国医学发展的四个"节点""驿站"，标志着中国医学在不断前进时所展现的、可以给当今重要启发的内在逻辑性。

从出土文物推测，中国医学至迟在新石器时代已经有了相当水平，只是"文献不足征"，后人难以描述得系统具体而已。可以说，《黄帝内经》基本是战国（公元前 475—公元前 221 年）之前我国医学理论和经验的总结，也是两千多年来中国医学理论的基石，它从侧面反映出，在此之前中国的"巫"与"医"已经有过很长时间的摸索和探讨，包括"神农尝百草"的传说，也应作如是观。关于对人体和疾病探索的文字记录，可能我们略后于古印度，但是《黄帝内经》如此系统、全面，其所揭示的原理历经二十多个世纪的实践依然具有强大的生命力，则是人类历史上所仅见的现象；这也证明，它是经过了在其出现之前不知道多少世纪的磨炼而获得的经验结晶。

如果我们以《黄帝内经》为观察的起点，那么，张仲景的历史性贡献就是在全面体现《黄帝内经》哲理的基础上，确立了中国医学辨证论治的总方向——或者说是总品格——树立了临床实践的光辉楷模。如果说，从《黄帝内经》到《伤寒论》与《金匮要略》是中国医学从总体理论框架充实、延展到了对万千医生面对层出不穷的病证施治的指导，那么孙思邈作为其中的"圣者"，则给人们提供了数以千计的诊治种种病证的验方。中医一直秉持着自己特有的整体、系统、关联、和谐、有机、注重个性的理念，而《千金方》则是这一理念的实践总结；一千多年来，无数临床医生又继续在施治中不断丰富之，发展之。到此时，可以说，中国医学"宝库"中唯一亟须补足的，就是具有权威性的中国医学药典了。这样，在孙思邈之后约一千年，出现了同样伟大的李时珍。他参考了前人与时贤上千种论著，足迹遍及盛产药材之地，拜农、工百姓为师，历时近三十载，写出了集中国药学之大成的《本草纲目》。李时珍的出现，完成了中国医学体系的完美构建。这一体系对于历尽沧桑、经受过无数次天灾时疫之苦的中华民族，其功巨矣，伟哉！中国的医药学理论和医术对"汉字文化圈"诸国和中东地区各民族都做了不小的贡献，可惜这方面的研究还很不充分。

21 世纪，人类已经悄然进入一个很少在大众媒体上得到分析、宣传的"转型"期：人文、社会、哲学在发生着巨大而深刻的转向。其表象就是承认世界文化的多样性、开展不同文化之间对话、各种宗教和信仰回顾自己的"元典"。这三者是紧密相关、彼此促进的。之所以要回顾元典，是因为它们是古代哲人排除了客观对自己的干扰，对宇宙、人类、社会细密观察、冷静思考的结果，是若干代人智慧的总结。哲学家们称世界产生众多"元典"的那段时间为"轴心时代"。从那时到现在，虽然过去了二十多个世纪，"元典"所提出的问题和所揭示的道理，仍然是后世所有思想家的圭臬。至今，人类所思考和争论的焦点、范围，所提出的见解，始终没有超越柏拉图、释迦牟尼、孔子和老子。两千多年来人们所做的，不过是在有些方面对"元典"进行细化、深化而已。我想，在"轴心时代"那些伟大先行者的名单里，理应有《黄帝内经》的作者们。

无疑地，现在各种医学的医治效果和水平远远高于两千年前。但是，君不见这一成就主要是仰仗着人类生活条件的改善、医疗设备的精巧细密和药品的"多样化"（主要是化学和生物制品）而获得的吗？而对人与自然（包括诊治与环境）、人之身与心、未病与欲病等根本性问题的理论，不是并没有突破"轴心时代"巨人们的领悟吗？和人文社会领域一样，世界的未来有待于"新轴心时代"的光临吗？中国医学在看到建立在二元对立、机械论、精细化、标准化基础上的西方医学，在为人类做出巨大贡献后，正在渐渐走向死胡同之时，在看到人类所造成的对自身的威胁迅速加剧之时，是不是更应该重温《黄帝内经》的哲理和医理，并由此出发，顺着它之后那三个"节点"一路思考下去，结合着二百多年来西方科学的成就，力求中国医学的理论和实践上升到空前的高度，为人类的生命和健康做出超越"黄帝"、张仲景、孙思邈、李时珍等祖先的贡献呢？老老实实、踏踏实实地继承，是创新永不可少的起点。回顾"元典"，则超越先哲、奔向中国医学进步的下一个"驿站"，理应不远矣。

　　写到此处，忽然想到，我也和大家一样，不断说着、写着"中国医学"或"中医"这样的名词；细思之，我们这里所说的"医学"或"医"，和在谈到"西方医学"或"西医"时的所指，其实存在着不小的差异。西医，自文艺复兴时期起，逐渐从教会和修道院里分离出来，成为独立的学科。而中医，则自始至今展现着超强的综合力，它不仅包含着诸如植物、动物、矿物、化学、天文、地理这些"自然科学"学科，而且和人文社会学科的多项内容几乎融为一体。"医者，仁术也"这句人所共知的话，不但是说医者以仁爱为旨，与被医者本为一体，而且也反映了"医"与道德伦理之不可分割。在欧洲（或西方）中心论仍然处于世界主导性思维的今天，难免有些外人与国人以西方医学的标尺来衡量中国医学。如果有人声称中国医学"不科学"、是"伪科学"，这都还是小事，造成中西医间的隔阂与对立，给二者的进步与结合造成障碍，才是更应该引起注意的。这个问题如何解决？作为医之外行的我实在难以置喙，只好翘首有待于中医之大家。

丙申清明后二日

值 2016 年 4 月 6 日

谨序于日读一卷书屋

# "中医四大典籍丛书"出版前言

中华文明源远流长，博大精深，中医是其中不可或缺的重要组成部分。华夏典籍浩如烟海，中医古籍汗牛充栋，《黄帝内经》《仲景全书》《药王全书》《本草纲目》堪称中医学四大典籍，是中医学术发展史上具有里程碑意义的集大成之作。线装书局联合善品堂藏书积极推进，我们组织有关专家整理出版中医四大典籍，对传播中医药知识、服务民众健康、促进中医药发展具有积极意义。特别是我国著名中医药专家屠呦呦研究员因青蒿素发现获得 2015 年诺贝尔生理学或医学奖，引发国内外学者和大众对于中医药的巨大热情和坚定信心，为中医药典籍的抢救、整理、发掘提出更高要求。

《黄帝内经》托名黄帝所作，是现存最早的中医理论专著，是战国以前医学的集大成之作。此书包括《素问》和《灵枢》两部分，总结上古以来的医疗经验和学术理论，结合当时哲学和自然科学的成就，对人体的解剖、生理、病因病机以及疾病诊断与治疗、养生保健预防等，进行全面阐述和系统的理论概括，是中医理论奠基之作。对后世医学影响深远，传播到周边国家和地区，堪称"中医学之祖"。

《仲景全书》，即《伤寒杂病论》，为世称"医圣"东汉名医张仲景所撰，是中医临床经典著作。该书编成后不久亡佚，经晋代王叔和辑佚为《伤寒论》与《金匮要略》二书，北宋"校正医书局"

校刊，历代刻印数十次而流传至今。《伤寒论》是《伤寒杂病论》中有关外感伤寒病证的部分，《金匮要略》是《伤寒杂病论》中有关内伤杂病的部分。这部著作创中医防病治病辨证论治之先河，历史上诸多学者对其理论方药进行探索，留下了逾千种专著、专论，形成中医学术史上甚为辉煌独特的伤寒学派。此书不仅为历代中医奉为临床实践的圭臬，而且在日本、朝鲜等国很早以前尊之为"圣医宝典"。

《药王全书》包括《备急千金要方》和《千金翼方》两部分，为世称"药王"的唐代名医孙思邈所撰。《备急千金要方》是被誉为中国最早的临床百科全书，简称为《千金方》。该书撰成后在国内外影响极广，中、日翻刻影印者达三十余次，又有刻石本、节选本、改编本、《道藏》本等刻印者数十种。1974 年日本成立《千金要方》研究所，重新精印南宋本《备急千金要方》，誉为"人类之至宝"。更为日、美、德以及东南亚各国学者和理论研究者所关注。《备急千金要方》成书后，孙氏感其内容尚有不足，而续编《千金翼方》。《千金要方》记有方剂四千五百余首，《千金翼方》记有方剂两千余首，临床各科病证都选列若干医方，供做临床治疗处方时参考。

《本草纲目》是明代著名医药学家李时珍编撰的医药学巨著，是一部具有国际影响的博物学著作。问世以来，先后刊刻三十余次，版本众多，流传甚广，受到历代医家推崇和喜爱。传遍五大洲，传到日本与欧美多国，先后被译成日、法、德、英、拉丁、俄、朝鲜等十余种文字在国外出版，被誉为"东方医药巨典"。

作为中医学术的重要组成部分，中医四大典籍对人类文明的影响，远远超出中医领域。如《黄帝内经》还是一部伟大的中国传统文化奇书，博大精深，不仅涉及古代朴素的唯物论、辩证法、阴阳五行学说、藏象学说、解剖学、诊断学、病因学、病理学、针灸学、养生学等方面内容，而且涵盖天文学、地理学、哲学、人类学、社会学、军事学、数学、生态学等领域当时先进的科学成就。《本草纲目》不仅为中国中医药学发展做出重要贡献，而且对世界自然科学发展也起到巨大的推动作用，在植物学、动物学、矿物学、化学等方面产生深远影响，英国著名生物学家达尔文称之为"中国古代的百科全书"。英国近代生物化学家和科学技术史专家李约瑟认为，"明代最伟大的科学成就之一，是李时珍那部在本草书中登峰造极的著作《本草纲目》""中国博物学家中'无冕之王'李时珍写的《本草纲目》，至今这部伟大著作仍然是研究中国文化史的化学史和其他各门科学史的一个取之不尽的知识源泉"。2011年《黄帝内经》《本草纲目》入选《世界记忆名录》。

中医四大典籍，突出版本甄选、古本辑复、文字校正、经典解读等方面整理研究，力图在中医古籍原貌恢复、中医经典传世保存和中医文化普及方面有所创新、有所贡献。

古人云，"不为良相，便为良医"。良医悬壶济世，救苦拔难，依靠的是仁心仁术。仁心来源于天地正气，仁术则源自薪火相继的中华智慧。这些智慧的传承发展，凝聚成中医四大典籍这样的医学人文瑰宝。正如习近平主席指出：中医药学是中国古代科学的瑰宝，也是打开中华文明宝库的钥匙。诸君若有心悬壶，请用功于这些经典著作，形成中医理论思维，提高防病治病能力。同时，也可由此门径，探寻中华优秀文化的深厚渊源，为健康中国建设、实现中国梦贡献力量。

  第九届、第十届全国人大常委会副委员长，中国文化院院长许嘉璐先生百忙中为"中医四大典籍丛书"作序，我们深表谢意！同时向为此书出版做出贡献的各位朋友致以崇高的敬意！

编　者

2016 年 5 月

# 前　言

　　《黄帝内经》是现存最早的中医理论专著，其论述内容主要以黄帝和岐伯对话的形式展开，后世便用"岐黄之术"代称《黄帝内经》，并由此引申为中医、中医学的代称。

　　《黄帝内经》是战国以前医学的集大成之作，它总结了上古以来的医疗经验和学术理论，结合当时哲学和自然科学的成就，对人体的解剖、生理、病理以及疾病的诊断、治疗与预防等，做出全面的阐述和系统的理论概括，是中医理论的奠基之作。

　　《黄帝内经》对后世医学发展影响深远，中医学史上的著名医家和医学流派，都是在《黄帝内经》理论体系的基础上发展起来的。汉代名医张仲景正是参考了《黄帝内经》，并结合自己的实践经验，著成《伤寒杂病论》。《黄帝内经》的影响超出中国范围，深入到周边国家和地区。史载，《黄帝内经》传入朝鲜以后，立即就被列为当时朝鲜医科学生必修的医学教材。因此，《黄帝内经》堪称东方医学之祖。

　　《黄帝内经》不仅是一部医学巨著，也是一部养生宝典。书中讲到了怎样治病，但更重要的是讲怎样不得病，"不治已病治未病，不治已乱治未乱"，怎样使人们在不吃药的情况下就能够健康长寿，颐养天年。《黄帝内经》认为人与自然息息相关，因此，要做到健康长寿，最重要的是"顺应自然"。人与自然这种相参相应的关系在

《黄帝内经》中是随处可见。无论是生理还是病理，无论是养生预防还是诊断与治疗，都离不开这种理论的指导，这对于越来越注重健康的现代人来说具有积极意义。

《黄帝内经》还是一部伟大的中国传统文化奇书。它博大精深，内容不仅涉及古代朴素的唯物论、辩证法、阴阳五行学说、藏象学说、解剖学、诊断学、病因学、病理学、针灸学、养生学等方面的内容，而且涵盖了天文学、地理学、哲学、人类学、社会学、军事学、数学、生态学等领域当时先进的科学成就。

一般认为，《黄帝内经》并非黄帝所作，黄帝、岐伯等不过是托名而已。《黄帝内经》之名最早出现在《汉书·艺文志·方伎略》上。现在所见的《黄帝内经》，既有战国至西汉初期的篇章，也有西汉中、晚期至东汉时的作品，是一部由战国至两汉不同时代的医家搜集当时医学成果，整理加工和补充成篇，汇集而成的医学巨著。其中《素问》侧重阐释阴阳五行、天人相应、五运六气、病机、诊法、治则等理论；《灵枢》则更重于人体解剖、脏腑经络、腧穴针灸等内容探讨。

《黄帝内经》成篇后，《素问》和《灵枢》既有同时传世，也曾分别流传。

《素问》自战国时代成书，到齐梁间全元起作《素问训解》，一直保持九卷的旧制。而全元起注《素问》时，《素问》第七卷已经亡佚。唐王冰据其先师张公秘本而补入的《天元纪大论》《五运行大论》《六微旨大论》《气交变大论》《五常政大论》《六元正纪大论》和《至真要大论》等七篇大论，实际上是另一部医书《阴阳大论》，张仲景撰写《伤寒杂病论》时也曾引用。此外，《素问》中的

第七十二篇《刺法论》和第七十三篇《本病论》，在王冰次注《素问》时已是有目无文，北宋刘温舒著《素问入式运气论奥》时却将该二篇作为《素问遗篇》陈列于后，故可以认为这两篇当系唐宋间之补作。所以，王冰之所补与刘温舒之所附不应视为《黄帝内经》文。后世刻书多依惯例而仍循王、刘之意，自然与《黄帝内经》早期失传版本的原貌相去甚远。

至于《灵枢》，虽有《针经》《九卷》《九虚》和《九灵》等几个传本系统，但隋唐以后均已亡佚。宋臣林亿、高保衡等校正医书时亦因其残缺过甚而欲校不能。南宋史崧氏所献的《灵枢经》虽与王冰所引之《灵枢》及王唯一所引之《灵枢》内容有所不同，但毕竟是现今行世的唯一宋代版本，后世元、明各本均以之为本源。

此次重修《黄帝内经》，我们并未采用通行的版本，而是以《素问》全元起本辑复本和明无名氏本《新刊黄帝内经灵枢》为底本，以尽力恢复《黄帝内经》的本样。同时，为更好地传播理论知识，我们对原书做了导读题解、注释和翻译，期望有利于广大读者阅读理解。然而，由于《黄帝内经》成书年代久远和内容文字深奥，难免有不当之处，敬请大家批评指正。

编　者

2016 年 5 月

# 目　录

## 素　问


**卷　一**

平人气象论第一 …………………………………………… 3

决死生篇第二 ……………………………………………… 14

藏气法时论第三 …………………………………………… 23

宣明五气篇第四 …………………………………………… 33

经合论第五 ………………………………………………… 41

调经论第六 ………………………………………………… 48

四时刺逆从论第七 ………………………………………… 65

**卷　二**

移精变气论第八 …………………………………………… 69

玉版论要篇第九 …………………………………………… 74

诊要经终论第十 …………………………………………… 78

八正神明论第十一 ………………………………………… 86

真邪论第十二 ……………………………………………… 93

标本病传论第十三 ………………………………………… 100

皮部论第十四 ……………………………………………… 107

气穴论第十五 ……………………………………………… 113

气府论第十六 ……………………………………………… 120

骨空论第十七 ……………………………………………… 129

缪刺论第十八 ………………………………………… 136


## 卷 三

阴阳离合论第十九 ………………………………… 149

十二藏相使第二十 ………………………………… 154

六节藏象论第二十一 ……………………………… 160

阳明脉解第二十二 ………………………………… 165

五藏举痛第二十三 ………………………………… 168

长刺节论第二十四 ………………………………… 176


## 卷 四

生气通天论第二十五 ……………………………… 181

金匮真言论第二十六 ……………………………… 194

阴阳别论第二十七 ………………………………… 203

经脉别论第二十八 ………………………………… 214

通评虚实论第二十九 ……………………………… 220

太阴阳明表里篇第三十 …………………………… 231

逆调论第三十一 …………………………………… 236


## 卷 五

痿论第三十二 ……………………………………… 241

五藏别论第三十三 ………………………………… 247

汤液醪醴论第三十四 ……………………………… 251

热论第三十五 ……………………………………… 259

刺热篇第三十六 …………………………………… 265

评热病论第三十七 ………………………………… 273

疟论第三十八 ……………………………………… 279

腹中论第三十九 …………………………………………… 291

厥论第四十 ………………………………………………… 298

病能论第四十一 …………………………………………… 304

奇病论第四十二 …………………………………………… 310

卷　六

脉要精微论第四十三 ……………………………………… 317

玉机真藏论第四十四 ……………………………………… 334

刺疟篇第四十五 …………………………………………… 348

刺腰痛篇第四十六 ………………………………………… 354

刺齐论第四十七 …………………………………………… 361

刺禁论第四十八 …………………………………………… 366

刺志论第四十九 …………………………………………… 377

针解篇第五十 ……………………………………………… 380

四时刺逆从论第五十一 …………………………………… 386

卷　七（阙）……………………………………………… 388

卷　八

痹论第五十二 ……………………………………………… 389

水热穴论第五十三 ………………………………………… 395

从容别白黑第五十四 ……………………………………… 401

论过失第五十五 …………………………………………… 407

方论得失明著第五十六 …………………………………… 413

阴阳类论第五十七 ………………………………………… 416

四时病类论第五十八 ……………………………………… 421

方盛衰论第五十九 ………………………………………… 426

方论解第六十 ················································· 432

## 卷　九

上古天真论第六十一 ································· 436

四气调神大论第六十二 ···························· 447

阴阳应象大论第六十三 ···························· 454

五藏生成篇第六十四 ································· 474

异法方宜论第六十五 ································· 482

咳论第六十六 ········································· 486

风论第六十七 ········································· 490

厥论第六十八 ········································· 496

大奇论第六十九 ······································ 501

脉解篇第七十 ········································· 508

## 附录一

王冰《序》 ············································ 517

林亿《序》 ············································ 524

## 附录二

天元纪大论 ············································ 530

五运行大论 ············································ 540

六微旨大论 ············································ 554

气交变大论 ············································ 569

五常政大论 ············································ 589

六元正纪大论 ········································· 624

至真要大论 ············································ 699

**附录三**

刺法论 …… 750

本病论 …… 769

**附录四**

通行本与全元起本对照表 …… 793

# 灵　枢

**卷　一**

九针十二原第一法天 …… 803

本输第二法地 …… 816

**卷　二**

小针解第三法人 …… 830

邪气藏府病形第四法时 …… 840

**卷　三**

根结第五法音 …… 860

寿夭刚柔第六法律 …… 869

官针第七法星 …… 877

**卷　四**

本神第八法风 …… 885

终始第九法野 …… 891

卷　五

经脉第十 …………………………………………………… 907

卷　六

经别第十一 ………………………………………………… 950

经水第十二 ………………………………………………… 957

卷　七

经筋第十三 ………………………………………………… 965

骨度第十四 ………………………………………………… 978

卷　八

五十营第十五 ……………………………………………… 982

营气第十六 ………………………………………………… 984

脉度第十七 ………………………………………………… 987

营卫生会第十八 …………………………………………… 990

四时气第十九 ……………………………………………… 997

卷　九

五邪第二十 ………………………………………………… 1003

寒热病第二十一 …………………………………………… 1006

癫狂病第二十二 …………………………………………… 1013

热病第二十三 ……………………………………………… 1020

卷　十

厥病第二十四 ……………………………………………… 1031

病本第二十五 ……………………………………………… 1038

杂病第二十六 …………………………………………… 1040

周痹第二十七 …………………………………………… 1046

口问第二十八 …………………………………………… 1050


**卷十一**

师传第二十九 …………………………………………… 1058

决气第三十 ……………………………………………… 1064

肠胃第三十一 …………………………………………… 1067

平人绝谷第三十二 ……………………………………… 1069

海论第三十三 …………………………………………… 1071

五乱第三十四 …………………………………………… 1075

胀论第三十五 …………………………………………… 1079


**卷十二**

五癃津液别第三十六 …………………………………… 1085

五阅五使第三十七 ……………………………………… 1088

逆顺肥瘦第三十八 ……………………………………… 1092

血络论第三十九 ………………………………………… 1098

阴阳清浊第四十 ………………………………………… 1101


**卷十三**

阴阳系日月第四十一 …………………………………… 1104

病传第四十二 …………………………………………… 1109

淫邪发梦第四十三 ……………………………………… 1114

顺气一日分为四时第四十四 …………………………… 1117

外揣第四十五 …………………………………………… 1122

**卷十四**

五变第四十六 ……………………………………………… 1125

本藏第四十七 ……………………………………………… 1131

**卷十五**

禁服第四十八 ……………………………………………… 1143

五色第四十九 ……………………………………………… 1150

论勇第五十 ………………………………………………… 1161

背腧第五十一 ……………………………………………… 1166

**卷十六**

卫气第五十二 ……………………………………………… 1168

论痛第五十三 ……………………………………………… 1173

天年第五十四 ……………………………………………… 1175

逆顺第五十五 ……………………………………………… 1179

五味第五十六 ……………………………………………… 1182

**卷十七**

水胀第五十七 ……………………………………………… 1186

贼风第五十八 ……………………………………………… 1190

卫气失常第五十九 ………………………………………… 1193

玉版第六十 ………………………………………………… 1199

五禁第六十一 ……………………………………………… 1207

**卷十八**

动输第六十二 ……………………………………………… 1210

五味论第六十三 …………………………………………… 1214

　　阴阳二十五人第六十四 ·························1218

**卷十九**

　　五音五味第六十五 ·························1233

　　百病始生第六十六 ·························1239

　　行针第六十七 ·························1247

　　上膈第六十八 ·························1250

　　忧恚无言第六十九 ·························1253

**卷二十**

　　寒热第七十 ·························1256

　　邪客第七十一 ·························1258

　　通天第七十二 ·························1268

**卷二十一**

　　官能第七十三 ·························1275

　　论疾诊尺第七十四 ·························1284

　　刺节真邪第七十五 ·························1290

**卷二十二**

　　卫气行第七十六 ·························1307

　　九宫八风第七十七 ·························1315

**卷二十三**

　　九针论第七十八 ·························1323

　　岁露论第七十九 ·························1336

**卷二十四**

　　大惑论第八十 ……………………………………1346

　　痈疽第八十一 ………………………………………1353

**附　录**

　　史崧《叙》 …………………………………………1362

# 素问

# 卷　一

# 平人气象论第一

平人，就是气血和平的人；气是指脉气，古人说脉不自行，随气而至；象是指脉的形象。本篇内容以讨论脉象为主，讨论方法从平人、病人加以对比分析，因此即以"平人气象论"名篇。

胃气为本，"得谷则昌，失谷者亡"。篇中就平脉、病脉、死脉分别说明五脏脉象，"四至五至为平脉"，超过或不及，则为反常。另外，四时不同脉象、脉症相同、脉症相反等情况，均有临床诊断价值。

**黄帝问曰：平人何如？岐伯对曰：人一呼脉再动，一吸脉亦再动；呼吸定息[1]，脉五动，闰以太息[2]，命曰平人。平人者，不病也。常以不病调病人，医不病，故为病人平息以调之为法。**

**人一呼，脉一动，一吸，脉一动，曰少气。人一呼脉三动，**

---

1　呼吸定息：张景岳："出气曰呼，入气曰吸；一呼一吸，总名一息。呼吸定息，谓一息既尽，而换息未起之际也。"指人呼吸一呼一吸结束，而没开始换气的瞬间到下一个呼吸周期开始的间隙。息，即一呼一吸的时间。

2　闰以太息：张景岳："闰，余也，犹闰月之谓。言平人常息之外，间有一息甚长者；是谓闰以太息。"太息：指深呼吸。张志聪注："闰，余也。太息者，呼吸定息之时，有余未尽的脉又一动，如岁余之有闰也。"

一吸脉三动而躁，尺热[1]，曰病温[2]，尺不热，脉滑[3]，曰病风，脉涩曰痹[4]。人一呼脉四动以上曰死[5]。脉绝不至曰死。乍疏乍数曰死。

黄帝问道：无病之人的脉象是怎样呢？岐伯答说：无病之人一呼气一吸气，叫作一息。另外，一吸结束到一呼开始的交换时间这是闰以太息，一次呼吸共有五次搏动，叫作无病之人。通常用无病之人的呼吸情况，来调候病人的脉息，医生无病，所以可以调匀自己的呼吸以候病人的脉搏次数，这是脉诊的法则。

人一呼，脉只跳动一次；一吸，脉也跳动一次，这是气虚的现象。脉迟而不流利为痹症。若人一呼，脉就有三次跳动，一吸，脉也有三次跳动并且躁急，尺部皮肤发热，这是病温。尺肤不热，脉搏往来流利的，这是风病。脉迟而不流利为痹症。若人一呼，脉的跳动在四次以上的必死，脉搏中断不复至的必死，脉搏忽慢忽快的也是死脉。

平人之常气禀于胃[6]，胃者，平人之常气也，人无胃气曰逆，逆者死。

---

1　尺热：即尺肤热，腕关节至肘关节之间皮肤上发热。"尺"是"尺肤"的简称，指尺部的皮肤。

2　病温：即患了温病。

3　滑：脉数而流利为滑。

4　涩：脉迟而不流利为涩。痹：感受风寒湿邪，而气血不通，引起肌肉关节酸痛、麻木一类的病证。

5　人一呼脉四动以上曰死：一呼脉四动以上，是一息八至以上，难经谓之"夺精"，是精气衰夺的意思，故曰死。

6　胃：指胃气。《玉机真藏论》："脉弱以滑，是有胃气。"终始篇："邪气来也，紧而疾；谷气来也，徐而和。"是皆胃气之谓。

**春胃微弦曰平[1]，弦多胃少曰肝病，但弦无胃曰死，胃而有毛曰秋病[2]，毛甚曰今病，藏真散于肝[3]，肝藏筋膜之气也。**

人的正常脉气，是来源于胃的，胃气就是平人脉息的正常之气，人的脉息如无胃气，叫作逆象，逆象是能够致死的。

春脉，弦中带有冲和的胃气，叫作平脉；弦多胃气少，就是肝病；但见弦脉无胃气，就要死亡；若虽有胃气，而兼见毛脉，等到秋天就要生病；倘若毛脉太甚，就会立即生病。春天是脏真之气散发于肝，肝脏是藏筋膜之气的。

**夏胃微钩曰平[4]，钩多胃少曰心病，但钩无胃曰死，胃而有石曰冬病[5]，石甚曰今病，藏真通于心，心藏血脉之气也。**

**长夏胃微软弱曰平，弱多胃少曰脾病，但代无胃曰死[6]，软弱有石曰冬病，弱甚曰今病，藏真濡于脾，脾藏肌肉之气也。**

夏脉，钩中带有冲和的胃气，叫作平脉，如果钩多而胃气少，就是心脏有病；如果但见钩脉无胃气，就要死亡；若虽有胃气，而兼见石脉，预测等到冬天就要生病；倘若石脉太甚，就会立即生病。夏天是脏真之气通于心，心是藏血脉之气的。

长夏脉微软弱而有胃气，叫作平脉，假如弱多而冲和的胃气少，就是脾脏有病；假如但见弱脉而无冲和的胃气，就要死亡；

---

1　春胃微弦曰平：即春季脉有胃气略带弦就是平常人的脉象。

2　毛：形容脉来轻浮无力，如按在毛上的感觉。

3　散：吴昆：“肝气喜散。春时肝木用事，故五藏天真之气，皆散于肝。”

4　钩：王冰：“前曲后居，如操带钩也。”即脉洪大有来盛去衰的现象。

5　石：形容脉来沉实，如石沉水中。

6　代：指软弱之极而无胃气之脉。

若软弱脉中，兼见石脉，预测到了冬天就要生病；倘若石脉太甚，就会立即生病。长夏的脏真之气濡润于脾，脾是主藏肌肉之气的。

**秋胃微毛曰平[1]，毛多胃少曰肺病，但毛无胃曰死，毛而有弦曰春病，弦甚曰今病，藏真高于肺，以行荣卫阴阳也。**

**冬胃微石曰平[2]，石多胃少曰肾病，但石无胃曰死，石而有钩曰夏病，钩甚曰今病，藏真下于肾，肾藏骨髓之气也。**

秋脉，微毛而有冲和之象的，叫作平脉，如果毛多胃气少，主肺脏有病；假如但见毛脉而无胃气，就会死亡；若毛脉中兼见弦脉，预测等到春至就会生病；倘若弦极了，就会立即生病。秋时脏真之气高藏于肺，肺脏是主藏皮毛之气的。

冬时的脉象，沉石而有冲和之象的，叫作平脉，如果石多而冲和的胃气少，就主肾脏有病；如果但见石脉而无胃气，就要死亡；若沉石脉中兼见钩象，预测延至夏天就要生病；倘若钩脉太甚了，就会立即生病。冬时脏真之气下藏于肾，肾脏是主藏骨髓之气的。

**胃之大络，名曰虚里[3]，贯鬲络肺，出于左乳下，其动应衣[4]，脉宗气也[5]。盛喘数绝者，则病在中；结而横[6]，有积矣；绝不至**

----

1　毛：王冰："秋脉也。谓如物之浮，如风吹毛也。"即脉来轻虚以浮，指端的感觉就如按在毛上。

2　石：马莳："冬时臂脉必主于石，如石之沉于水也。"即脉来如石沉水。

3　虚里：《沈氏经络全书》："乳根穴分也。"在左乳下，心尖搏动处。

4　其动应衣：《甲乙》作："其动应手。"是可从改。

5　宗气：王冰："宗，尊也，主也，谓十二经络之尊主也。"即水谷生之精气，积于胸中，谓脉之所宗，故称宗气。

6　结而横：结，脉象。吴昆："脉来迟，使一止，曰结。横，横格于指下也。"指脉气横斜，动应指下，仍指虚里而言。

曰死。

**欲知寸口太过与不及[1]：寸口之脉中手短者[2]，曰头痛；寸口脉中手长者，曰足胫痛；寸口脉中手促上击者，曰肩背病。寸口脉沉而坚者，曰病在中。寸口脉浮而盛者，曰病在外。寸口脉沉而弱，曰寒热及疝瘕少腹痛。寸口脉沉而横，曰胁下有积，腹中有横积痛。寸口脉沉而涩，曰寒热。脉盛滑坚者，曰病在外；脉小实而坚者，病在内。脉小弱以涩，谓之久病；脉滑浮而疾者，谓之新病。脉急者，曰疝瘕少腹痛。脉滑曰风，脉涩曰痹。缓而滑曰热中，盛而紧曰胀。脉从阴阳，病易已；脉逆阴阳，病难已。脉得四时之顺，曰病无他；脉反四时及不间藏[3]，曰难已。**

胃经的大络，叫作虚里。出于左乳下，贯膈而上络于肺，其脉搏动应衣，这是脉的宗气。倘若跳动极剧，并且极快，这是病在膻中的征象；若见跳动时止，位置横移的，主病有积块；倘若脉绝不至，就要死亡。

如何诊寸口的太过与不及呢？寸口脉应指而短，其病头痛。应指而长，其病足胫痛。应指短促迫疾，有上无下，主肩背痛。应指沉坚的，其病在中。应指浮盛的，其病在表。应指沉弱，主寒热及疝瘕积聚小腹痛。应指沉紧并有横斜的形状，主胁下、腹中有横积

---

1　寸口：亦称脉口或气口。在这里分三部，是概括寸、关、尺三部而言的。

2　中手：指脉息应指而言。

3　不间藏：张景岳："间藏者，传其所生也。"如肝不传脾而传心，心不传肺而传脾，起气相生，虽病亦微。不间藏，指相克而传：如心病传肺，肺病传肝，肝病传脾，脾病传肾或肾病传心等，故曰难已。

作痛。应指沉涩，病发寒热。脉象盛滑而紧的，病是比较重了，是六腑有病；脉象小实而坚的，病是比较重了，是五脏有病。脉来小弱而涩的，主久病；脉来浮滑而疾的，主新病。脉来绷急的，主病疝瘕小腹作痛。脉来滑利，主病风。脉来涩滞，主病痹。脉来缓滑，其病热中。脉来盛紧的，主病腹胀。脉顺阴阳，病易痊愈；否则，病就不易好了。脉与四时相应为顺，即使患病，亦无其他危险；如脉与四时相反，病就难以痊愈了。

臂多青脉，曰脱血。尺脉缓涩，谓之解㑊[1]。安卧，脉盛，谓之脱血。尺涩脉滑，谓之多汗。尺寒脉细，谓之后泄。脉尺粗常热者，谓之热中。

肝见庚辛死，心见壬癸死，脾见甲乙死，肺见丙丁死，肾见戊己死，是谓真藏见皆死。

颈脉动喘疾咳[2]，曰水。目裹微肿[3]，如卧蚕起之状[4]，曰水。溺黄赤，安卧者，黄疸[5]。已食如饥者，胃疸[6]。面肿曰风。足胫肿曰水。目黄者，曰黄疸。妇人手少阴脉动甚者[7]，妊子也[8]。

---

1　解㑊：高士宗："解，懈同；㑊，音亦。"张志聪："懈惰也。"及懈怠懒动。解：特殊异常之义。

2　颈脉：王冰："谓耳下及结喉旁人迎脉者也。"就是颈动脉，古人称为人迎脉。

3　目裹：指上下眼睑。李念莪注："目之下胞。"

4　卧蚕起之状：指蚕蜕皮后的润泽光亮的样子。

5　黄疸：病名，多由湿热或寒湿引起。

6　胃疸：病名，即黄疸之一种。因其食已如饥，故曰胃疸。疸通"瘅"，热的意思，胃疸即胃热病。

7　手少阴脉动甚：手少阴脉是指心脉，动甚即心脉有流利滑动之象。

8　妊：就是怀孕。

臂多见弦脉，是由于失血。尺肤缓而脉来涩，主倦怠无力。喜卧，尺肤热而脉来盛，主大脱血。尺肤涩，脉来滑，主多汗。尺肤寒，脉来细，主大便泄泻。尺肤粗，脉气常显热者，主热在里。

肝之真脏脉出现，至庚辛日死；心之真脏脉出现，至壬癸日死；脾之真脏脉出现，至甲乙日死；肺之真脏脉出现，至丙丁日死；肾之真脏脉出现，至戊己日死。这就是真脏脉出现死亡的日期。

颈部脉非正常搏动，并见喘咳症状，主水病。眼胞浮肿如蚕眠后之状，也是水病。小便颜色黄赤，喜卧，是黄疸病；食后仍觉得饥，是胃疸病。面部浮肿为风，足胫肿为水。目珠发黄的，是黄疸。妇人两手少阴脉动甚的，是怀孕的表征。

**脉有逆从四时。未有藏形[1]，春夏而脉瘦[2]，秋冬而脉浮大，命曰逆四时也。风热而脉静，泄而脱血，脉实，病在中，脉虚，病在外，脉涩坚者，皆难治，命曰反四时也。**

**人以水谷为本，故人绝水谷则死，脉无胃气亦死。所谓无胃气者，但得真藏脉，不得胃气也。所谓脉不得胃气者，肝不弦肾不石也。**

**太阳脉至，洪大以长；少阳脉至，乍数乍疏，乍短乍长；阳明脉至[3]，浮大而短。**

---

1　未有藏形：马莳："未有正藏之脉相形，而他藏之脉反见。"指没有出现相应藏府本身应有的脉象。

2　春夏而脉瘦：瘦，小也。《新校正》：按玉机真藏论作沉濇。脉瘦：瘦，即细小；脉瘦指脉象细小。

3　"太阳""少阳""阳明"：少阳主正月、二月，阳明主三月、四月，太阳主五月、六月。

脉有逆四时的，就是当其时不出现真脏脉形，却反见它脏的脉，如春夏的脉反见瘦小，秋冬的脉反见浮大，这就叫作逆四时。风热的脉应该躁，反见沉静；泄泻脱血的病，脉应该虚，反见实脉；病在内的，脉应实而反见虚；病在外的，脉应浮滑，反见涩坚，这样的病全都难治，是因为违反了四时。

人的生命以水谷为根本，所以断绝了水谷，就会死亡。脉没有胃气，也要死亡的。什么是无胃气，就是仅见真脏脉，而没有冲和胃气的脉，所说的脉无冲和胃气，就是肝脉不见弦象，肾脉不见石象。

少阳主正月二月，这时的脉来，是乍密乍疏，乍短乍长；阳明主三月四月，这时的脉来，是浮大而短；太阳主五月六月，这时的脉来，是洪大而长。

**夫平心脉来，累累如连珠[1]，如循琅玕[2]，曰心平。夏以胃气为本。病心脉来，喘喘连属[3]，其中微曲[4]，曰心病。死心脉来，前曲后居[5]，如操带钩，曰心死。**

---

1　累累如连珠：滑利如珠，连绵相贯。

2　琅玕：张景岳："音郎干。《说文》曰：琅玕似珠。言其盛满滑利，即微钩之义也。"即似珠和美玉，有柔滑之意。

3　喘喘：马莳："其来如喘，又喘而连属，且中手而偃曲，有钩多胃少之义。"形容脉来如喘气急促的样子。

4　其中微曲：张志聪注："心气虚也。"

5　前曲后居：是形容心脉失却冲和之气，但钩无胃之象。张景岳："前曲者，谓轻取则坚强而不柔；后居者，谓重取则实牢而不动。"即心气衰竭而邪气盛的征象。

**平肺脉来，厌厌聂聂[1]，如落榆荚[2]，曰肺平。秋以胃气为本。病肺脉来，不上不下，如循鸡羽[3]，曰肺病。死肺脉来，如物之浮[4]，如风吹毛[5]，曰肺死。**

**平肝脉来，软弱招招[6]，如揭长竿末梢[7]，曰肝平。春以胃气为本。病肝脉来，盈实而滑，如循长竿[8]，曰肝病。死肝脉来，急益劲[9]，如新张弓弦，曰肝死。**

正常心脉来时，像一颗颗珠子，连续不断地流转，属于正常，这叫平脉，夏季是以胃气为本。如果心脏有病，脉就显出非常急数，带有微曲之象，这叫病脉。如果脉来前曲后居，如执带钩一样，全无和缓之意，这是死脉。

正常肺脉来时，轻浮虚软，像吹榆叶一样，这是平脉，秋季是以胃气为本。假如脉来上下，像抚摩鸡的羽毛一样，毛中含有坚劲

---

1　厌厌聂聂：吴昆："翩翩之状，浮薄而流利也。"形容脉象轻薄流利，即安静而轻小之象。

2　如落榆荚：马莳："又轻虚以浮之意。"形容脉象的轻浮和缓。榆荚，即榆树之果皮伸长如鸟翅者，其形扁圆而轻薄，垂垂成串。

3　不上不下，如循鸡羽：形容脉象涩而往来艰难。马莳注："鸡羽，轻虚之物也。不上不下，如循鸡羽，则鸡羽两旁虽虚，而中央实坚，所以谓之病也。"

4　如物之浮：张志聪注："虚无根也。"

5　如风吹毛：张志聪注："散乱极矣。"

6　软弱招招：形容脉象柔弱和软。张志聪注："软弱，柔和之气也；招招，犹迢迢也，即悠长之象。"

7　如揭长竿末梢：像举起长竿末梢，以形容脉来弦长而和软。

8　盈实而滑，如循长竿：李念莪注："盈实而滑，弦之太过也。长竿无梢则失其和软之意，此弦多胃少。"

9　急益劲：急数而更坚强。

之意，这是病脉。假如脉来旭草浮在水上，像风吹毛动，像这样的轻浮，就是死脉。

正常肝脉来时，像举着竿子，那竿子末梢显得长软，这是平脉，春季是以胃气为本。假如脉来满指滑实，像抚摩长竿一样，这是病脉。假如脉来急而有劲，像新张弓似的，这是死脉。

**平脾脉来，和柔相离[1]，如鸡践地[2]，曰脾平。长夏以胃气为本。病脾脉来，实而盈数[3]，如鸡举足[4]，曰脾病。死脾脉来，锐坚，如鸟之喙[5]，如鸟之距[6]，如屋之漏[7]，如水之流[8]，曰脾死。**

**平肾脉来，喘喘累累如钩[9]，按之而坚，曰肾平。冬以胃气为本。病肾脉来，如引葛[10]，按之益坚，曰肾病。死肾脉来，发如**

---

1　和柔相离：和缓而安详之意。

2　如鸡践地：张景岳："从容轻缓也。此即充和之气。"形容如鸡足踏地，和缓徐行的脉象。

3　实而盈数：强急而不和缓。

4　如鸡举足：汪机："践地，是鸡不惊而徐行也；举足，被惊时疾行也。况实数于轻缓相反，彼此对看，尤间明白。"形容脉象疾而不缓。

5　如鸟之喙：张景岳："喙音诲，作嘴字讲。"如鸟之喙，是坚锐的意思。

6　如鸟之距：张景岳："距，权与切，鸡足钩距也。"形容脉象如鸟之距有钩之义。

7　如屋之漏：王冰："屋漏，谓时动复住。"形容脉象如屋漏水，点滴无伦次。

8　如水之流：张景岳："去而不返也。"如水流去而不返的意思。

9　喘喘累累：即沉石生动之象。

10　如引葛：高士宗："如引葛藤之上延，散而且蔓，不若钩之有本矣。"形容脉象的坚搏牵达。

**夺索[1]，辟辟如弹石[2]，曰肾死。**

　　正常脾脉来时，和柔相附有神，像鸡爪落地一样，是缓缓的，这是平脉，长夏季节是以胃气为本的。假如脉来充实而数，像鸡的往来急走，就是病脉；假如脉来如雀啄、如鸟跃跳之数，如屋漏水一样地点滴无伦，如水流之速，这是死脉。

　　正常肾脉来时，连绵小坚圆滑，按之其坚如石，这是平脉，冬时是以胃气为本的。假如脉来形如牵引葛藤，按之更坚，这是病脉。假如脉来像解索一般，数而散乱，又像弹石一样，促而坚硬，这是死脉。

---

1　发如夺索：吴昆："两人争夺其索，引长而坚紧也。"即长而坚劲的意思。

2　辟辟如弹石：高士宗："辟辟，来去不伦也；如弹石，圆硬不软也。此但石无胃，故曰肾死。"形容脉象的坚实。

# 决死生篇第二

    本篇内容，主要讨论的是三部九候的诊脉，以人身上中下分为三部，每部又以天地人分作三候，三部综合，共得九候。从三部九候的分析，料及病情和决断死生，所以篇名就叫作"决死生篇"。

    文中提到七诊与三部九候合参以判断疾病的预后，以及不同病变（经病、经络病、血病、奇邪）的不同针刺治疗手法。

**黄帝问曰：余闻九针于夫子，众多博大，不可胜数。余愿闻要道，以属子孙[1]，传之后世，著之骨髓，藏之肝肺[2]，歃血而受[3]，不敢妄泄。令合天地，必有终始，上应天光星辰历纪[4]，下副四时五行，贵贱更互[5]，冬阴夏阳，以人应之奈何，愿闻其方？**

---

1　属：马莳："属同嘱。"即嘱咐的意思。

2　著之骨髓，藏之肝肺：张景岳："著，纪也。"是形容深刻记忆不忘的意思。

3　歃血而受：《素问识》："熊音：歃，音霎。"古时盟誓，以血涂口旁，叫作"歃血"。言慎重遵守誓约，而不违背。

4　天光：王冰："谓日月星也。"即指日月星光。星辰历纪：王冰："谓日月行历于二十八宿，三百六十五度之分纪也，纪，作标志讲，言一年之中星辰周历于天体，各有标志。"

5　贵贱更互：王冰："以王者为贵，相者为贱也。"即言四时五行之气，当令为贵，失时为贱，交替主令为更互。

**岐伯对曰：妙乎哉问也！此天地之至数。**

**帝曰：愿闻天地之至数，合于人形，血气通，决死生，为之奈何？**

**岐伯曰：天地之至数，始于一，终于九焉[1]。一者天，二者地，三者人。因而三之，三三者九，以应九野[2]。故人有三部，部有三候，以决死生，以处百病，以调虚实，而除邪疾。**

黄帝问道：我听先生讲了九针道理后，觉得丰富广博，不可尽述。我想了解其中的主要道理，以嘱咐子孙，传于后世，铭心刻骨，永志不忘，并严守誓言，不敢妄泄。如何使这些道理符合于天体运行的规律，有始有终，上应于日月星辰周历天度之标志，下符合四时五行阴阳盛衰的变化，人是怎样适应这些自然规律的呢？希望你讲解这方面的道理。

岐伯回答说：问得多好啊！这是天地间至为深奥的道理。

黄帝道：我愿闻天地的至数，与人的形体气血相通，以决断死生，这是怎样一回事？

岐伯说：天地的至数，开始于一，终止于九。一奇数为阳，代表天，二偶数为阴，代表地，人生天地之间，故以三代表人；天地人合而为三，三三为九，以应九野之数。所以人有三部，每部各有三候，可以用它来决断死生，处理百病，从而调治虚实，祛除

---

1　天地之至数，始于一，终于九：王冰："至数，谓至极之数也；九，奇数也。故天地之数，斯为极矣。"按所谓至数，言天地虽大，万物虽多，都离不开数，所以称为至数。数是开始于一，而终止于九，九加一则为十，又是一的开端，所以说始于一，终于九。

2　野：分野，是划分界限，也就是划分区域的意思。九野乃上应天象列宿所当之区域。

病邪。

**帝曰：何谓三部？岐伯曰：有下部、有中部、有上部，部各有三候。三候者，有天、有地、有人也。必指而导之，乃以为真[1]。**

**故下部之天以候肝，地以候肾，人以候脾胃之气。**

黄帝道：什么叫作三部呢？岐伯说：有下部，有中部，有上部。每部各有三候，所谓三候，是以天、地、人来代表的。必须有老师的当面指导，方能懂得部候准确之处。

故而下部之天可以候肝脏之病变，下部之地可以候肾脏之病变，下部之人可以候脾胃之病变。

**帝曰：中部之候奈何？岐伯曰：亦有天，亦有地，亦有人，天以候肺，地以候胸中之气，人以候心。**

**帝曰：上部以何候之？岐伯曰：亦有天，亦有地，亦有人。天以候头角之气，地以候口齿之气，人以候耳目之气。三部者，各有天，各有地，各有人。三而成天，三而成地，三而成人。三而三之，合则为九。九分为九野，九野为九藏。故神藏五，形藏四[2]，合为九藏。五藏已败，其色必夭，夭必死矣。**

黄帝道：中部之候怎样？岐伯说：中部亦有天、地、人三候。中部之天可以候肺脏之病变，中部之地可以候胸中之病变，中部之人可以候心脏之病变。

黄帝道：上部之候又怎样？岐伯说：上部也有天、地、人三

---

1　指而导之，乃以为真：张景岳："必受师之指授，庶得其真也。"盖言必须有老师的当面指授，乃得部候真确之处。

2　形藏四：张志聪："胃与大肠、小肠、膀胱，藏有形之物也。"

候。上部之天可以候头角之病变，上部之地可以候口齿之病变，上部之人可以候耳目之病变。三部之中，各有天、各有地、各有人。三候为天，三候为地，三候为人，三三相乘，合为九候。脉之九候，以应地之九野，以应人之九脏。所以人有肝、肺、心、脾、肾五神脏和膀胱、胃、大肠、小肠四形脏，合为九脏。若五脏已败，必见神色枯槁，枯槁者是病情危重，乃至死亡征象。

**帝曰：以候奈何？岐伯曰：必先度其形之肥瘦，以调其气之虚实，实则写之，虚则补之。必先去其血脉，而后调之，无问其病，以平为期。**

**帝曰：决死生奈何？岐伯曰：形盛脉细，少气不足以息者**[1]**，死；形瘦脉大，胸中多气者，死。形气相得者**[2]**，生。参伍不调者**[3]**，病；三部九候皆相失者，死。上下左右之脉相应如参舂者**[4]**，病甚；上下左右相失不可数者，死。中部之候虽独调，与众藏相失者，死；中部之候相减者，死。目内陷者，死**[5]**。**

黄帝道：诊察的方法怎样？岐伯说：必先度量病人的身形肥瘦，了解它的正气虚实，实证用泻法，虚证用补法。但必先去除血脉中的凝滞，而后调补气血的不足，不论治疗什么病都是以达到气

---

1　少气不足以息：即气少，呼吸之息不足。

2　形气相得：形体与脉气相合之意，如形小脉小，形大脉大。

3　参伍不调：王冰："参，所谓参校；伍，谓类伍。"参校类伍而有不调，是参差不相协调的意思。

4　参舂：言如舂杵，此上彼下，参差不齐。

5　目内陷者，死：张景岳："五藏六府之精气，皆上注于目而为之精。目内陷者，阳精脱矣，故必死。"是五藏精气俱绝的象征。

血平调为准则。

黄帝道：怎样决断死生？岐伯说：形体盛，脉反细，气短，呼吸困难，主死；如形体瘦弱，脉反大，胸中喘满而多气的是死亡之症。一般而论：形体与脉一致的主生；若脉来三五不调者，主病；三部九候之脉与疾病完全不相适应的，主死；上下左右之脉，相应鼓指如舂杵捣谷，参差不齐，病必严重；若见上下之脉相差甚大，而又息数错乱不可计数的，是死亡征候；中部之脉虽然独自调匀，而与其他众脏不相协调的，也是死候；中部的脉较上下两部偏少的，也是死候。目内陷的为正气衰竭现象，也是死候。

**帝曰：何以知病之所在？岐伯曰：察九候独小者病，独大者病，独疾者病，独迟者病，独热者病，独寒者病，独陷下者病。**

**以左手，足上去踝五寸按之[1]，右手当踝而弹之。其应过五寸以上，蠕蠕然者[2]，不病；其应疾，中手浑浑然者[3]，病，中手徐徐然者[4]，病；其应上不能至五寸，弹之不应者，死。**

黄帝道：怎样知道病的部位呢？岐伯说：诊察九候脉的异常变化，就能知病变部位。九候之中，有一部独小，或独大，或独疾，或独迟，或独热，或独寒，或独陷下（沉伏），均是有病的现象。

以左手加于病人的左足上，距离内踝五寸处按着，以右手指在病人足内踝上弹之，医者之左手即有振动的感觉，如其振动的范围

---

1　以左手，足上去踝五寸按之：《甲乙经》"手"下有"于左"二字，无一"上"字。吴昆改作"以左手于病者足上上去踝"。

2　蠕蠕然：蠕，读儒，虫行貌。张景岳："谓其软滑而匀和也。"

3　浑浑然：浑，与混通用。王冰："言混乱不清，为气盛太过。"

4　徐徐然：王冰："徐徐，缓也。"缓慢的意思，为气虚不及。

超过五寸以上，蠕蠕而动，为正常现象；如其振动急剧而大，应手快速而浑乱不清的，为病态；若振动微弱，应手迟缓，应为病态；如若振动不能上及五寸，用较大的力量弹之，仍没有反应，是为死候。

**是以脱肉身不去者[1]，死。中部乍疏乍数者，死。其脉代而钩者，病在络脉。九候之相应也，上下若一，不得相失。一候后则病，二候后则病甚，三候后则病危。所谓后者，应不俱也[2]。察其府藏，以知死生之期。必先知经脉，然后知病脉。真藏脉见者，胜死。足太阳气绝者，其足不可屈伸，死必戴眼[3]。**

身体极度消瘦，体弱不能行动，是死亡之征。中部之脉或快或慢，无规律，为气脉败乱之兆，亦为死征。如脉代而钩，为病在络脉。九候之脉，应相互适应，上下如一，不应该有参差。如九候之中有一候不一致，则病必危险。所谓不一致，就是九候之间，脉动的不相适应。诊察病邪所在之藏府，以知死生的时间。临证诊察，必先知道正常之脉，然后才能知道有病之脉；若见到真脏脉象，病情危重的，便要死亡。足太阳经脉气绝，则两足不能屈伸，死亡之时，必目睛上视。

**帝曰：冬阴夏阳奈何？岐伯曰：九候之脉皆沉细悬绝者，为阴，主冬，故以夜半死，盛躁喘数者，为阳，主夏，故以日中死。**

---

1　身不去：王冰："去，犹行去也。"按作行字解。又："谷气外衰，则肉如脱尽；天真内竭，故身不能行。"盖言体弱不能行动。

2　应不俱：王冰："俱，犹同也，一也。"不俱，即不一致。

3　戴眼：张景岳："眼上视而瞪也。"盖即目睛上视而不转动。

**是故寒热病者，以平旦死；热中及热病者，以日中死；病风者，以日夕死；病水者，以夜半死。其脉乍疏乍数乍迟乍疾者，日乘四季死**[1]。

黄帝道：冬为阴，夏为阳，脉象与之相应如何？岐伯说：九候的脉象都是沉细悬绝的，为阴，冬令死于阴气极盛之夜半；如脉盛大躁动喘而疾数的，为阳，主夏令，所以死于阳气旺盛之日中。

寒热交作的病，死于阴阳交会的平旦之时；热中及热病，死于日中阳极之时；病风死于傍晚阳衰之时；病水死于夜半阴极之时。其脉象忽疏忽数，忽迟忽疾，乃脾气内绝，死于辰戌丑未之时，也就是平旦、日中、日夕、夜半、日乘四季的时候。

**形肉已脱，九候虽调，犹死；七诊虽见**[2]**，九候皆从者，不死。所言不死者，风气之病及经月之病**[3]**，似七诊之病而非也，故言不死。若有七诊之病，其脉候亦败者，死矣。必发哕噫。**

**必审问其所始病，与今之所方病，而后各切循其脉，视其经络浮沉，以上下逆从循之，其脉疾者不病，其脉迟者病，脉不往来者死，皮肤着者死**[4]**。**

若形坏肉脱，虽九候协调，犹是死亡的征象；假使七诊之脉虽然出现，而九候都顺于四时的，就不一定是死候。所说不死的病，

----

1　"平旦死""日中死""日夕死""夜半死""日乘四季死"：此时以一日夜来划分四时，如寒热病，死于平旦（象征春）；热中即热病死于日中（象征夏）；病风死于日夕（象征秋）；病水死于夜半（象征冬）；脾藏居中，属土寄王于四季，日乘四季，指辰、戌、丑、未之时。

2　七诊：独小、独大、独疾、独迟、独热、独寒、独陷下。

3　经月之病：有两说：一指月经病与妊娠；一指经年累月之病。

4　皮肤着者死：张景岳："血液已尽，谓皮肤枯槁着骨也。"

指心感风病，或月经之病，虽见类似七诊之病脉，而实不相同，所以说不是死候。若七诊出现、其脉候有败坏现象的，这是死征，死的时候，必发呃逆等证候。

所以治病之时，必须详细询问他的起病情形和现在症状，然后按各部分，切其脉搏，以观察其经络的浮沉，以及上下逆顺。如其脉来流利的，不病；脉来迟缓的，是病；脉不往来的，是死候；久病肉脱，皮肤干枯着于筋骨的，亦是死候。

**帝曰：其可治者奈何？岐伯曰：经病者，治其经；孙络病者[1]，治其孙络血；血病身有痛者，治其经络；其病者在奇邪，奇邪之脉[2]，则缪刺之[3]；留瘦不移[4]，节而刺之；上实下虚，切而从之，索其结络脉，刺出其血，以见通之[5]。瞳子高者[6]，太阳不足；戴眼者，太阳已绝。此决死生之要，不可不察也。手指及手外踝上五指留针[7]。**

黄帝道：那些可治的病，应怎样治疗呢？岐伯说：病在经的，刺其经；病在孙络的，刺其孙络使它出血；血病而有身痛症状的，则治其经与络。若病邪留在大络，则用右病刺左、左病刺右的缪刺法治

---

1　孙络：灵枢脉度篇："支而横者为络，络之别者为孙。"盖即最细的络脉。

2　奇邪：留大络之邪谓奇邪（可参看《缪刺论》）。

3　缪刺：是针灸的一种治疗方法。左病刺右，右病刺左，称为缪刺。

4　留瘦不移：张景岳："留，病留滞也；瘦，形消瘦也；不移，不迁动也。"盖言病邪久留而不移动。

5　以见通之：王冰："新校正：甲乙经作以通其气。"

6　瞳子高：张景岳："目上视也。"盖即两目微有上观，但不若戴眼之定直不动。

7　手指及手外踝上五指留针：王冰："错简文也。"

之。若邪气久留不移，当于四肢八溪之间、骨节交会之处刺之。上实下虚，当切循其脉，而探索气脉络郁结的所在，刺出其血，以通其气。如目上视的，是太阳经气不足。目上视而又定直不动的，是太阳经气已绝。这是判断死生的要诀，不可不认真研究。

**上部天，两额之动脉[1]；上部地，两颊之动脉[2]；上部人，耳前之动脉[3]。中部天，手太阴也[4]；中部地，手阳明也[5]；中部人，手少阴也[6]。下部天，足厥阴也[7]；下部地，足少阴也[8]；下部人，足太阴也[9]。**

上部天，即两额太阳脉处动脉；上部地，即两颊鼻侧处动脉；上部人，即耳前耳门穴处动脉。中部天，即两手太阴气口、经渠穴处动脉；中部地，即两手阳明经合谷处动脉；中部人，即两手少阴经神门处动脉。下部天，即足厥阴经五里穴或太冲穴处动脉；下部地，即足少阴经太溪穴处动脉；下部人，即足太阴经箕门穴处动脉。

---

1　两额之动脉：张志聪："太阳为诸阳主气，其经脉上额交巅，会于脑，出于项，故天以候头角之气。"即两额太阳穴分，为足太阳膀胱经脉。

2　两颊之动脉：即巨髎穴分，在鼻两旁，为足阳明胃经脉。

3　耳前之动脉：即耳门穴分，在耳前陷中，为手太阳小肠经脉。

4　手太阴：即两手气口，经渠穴分，为手太阴肺经脉。

5　手阳明：大指次指岐骨间动脉，合谷之次分，为手阳明大肠经脉。

6　手少阴：神门之次，在腕关节小指侧锐骨之端，为手少阴心经脉。

7　足厥阴：在大腿内侧上端五里穴分，为足厥阴肝经脉。妇人取太冲穴分，在足背大趾次趾之间，行间后一寸。

8　足少阴：在足内踝候太溪穴分，谓足少阴肾经脉。

9　足太阴：在大腿内侧之前上方箕门穴分，谓足太阴脾经脉。

# 藏气法时论第三

本篇内容讨论五藏病的症状、死生、宜忌、补泻等，论述比较系统而全面。主要论点，认为人身五藏之气，象法于四时，而它的变化，可用五行演化规律来加以说明，所以篇名就叫作"藏气法时论"。

根据"合人形以法四时五行而治"，讨论了五脏病"愈""加""持""起"的时间禁忌与治则、五脏虚实的证候及具体治法，以及五色、五味及五谷、五果、五畜、五菜对五脏之所宜。

**黄帝问曰：合人形以法四时五行而治[1]，何如而从，何如而逆？得失之意，愿闻其事。**

**岐伯对曰：五行者，金木水火土也，更贵更贱[2]，以知死生，以决成败，而定五藏之气，间甚之时[3]，死生之期也。帝曰：愿卒闻之[4]。**

---

1　法四时五行而治：张志聪："法于四时五行，而为救治之法。"意思是说：按照四时五行生克的规律，而做出治疗的法则。

2　更贵更贱：高士宗："贵者，木旺于春，火旺于夏；贱者，木败于秋，火灭于冬。更贵更贱者，生化迭乘，寒暑往来也。"

3　间甚：病减轻为间，病加重为甚。

4　卒：马莳："卒，尽也。"

黄帝问道：结合人体五脏之气的具体情况，取法四时五行的生克制化规律，作为救治疾病的法则，怎样是从？怎样是逆？我想了解制法中的从逆得失是怎么一回事。

岐伯回答说：五行就是金、木、水、火、土配合时令气候，有衰旺胜克的变化，从这些变化中可以测知病患的死生，分析医疗的成败，并能确定五脏之气的盛衰、疾病轻重的时间，以及死生的日期。黄帝说：我想听你详尽地讲一讲。

**岐伯曰：肝主春，足厥阴少阳主治，其日甲乙[1]；肝苦急[2]，急食甘以缓之。心主夏，手少阴太阳主治，其日丙丁；心苦缓，急食酸以收之。脾主长夏，足太阴阳明主治，其日戊己；脾苦湿，急食苦以燥之[3]。**

岐伯说：肝属木，旺于春，肝与胆为表里，春天是厥阴肝和足少阳胆的时间；甲乙属木，足少阳胆主甲木，足厥阴肝主乙木，所以肝胆旺日为甲乙；肝在志为怒，怒则气急，甘味能缓急，故宜急食甘以缓之。心属火，旺于夏，心与小肠为表里，夏天是手少阴心和手太阳小肠主治的时间；丙丁属火，手少阴心主丁火，手太阳小肠主丙火。所以心与小肠的旺日为丙丁；心在志为喜，喜则气缓，心气过缓则心气虚而散，酸味能收敛，故宜急食酸以收之。脾属

---

1　其日甲乙：甲乙丙丁戊己庚辛壬癸，称为十干，古人用来纪日、纪月、纪年。甲乙属木，木分阴阳，甲为阳木，乙为阴木，阳木内应足少阳胆经，阴木内属足厥阴肝经，故胆旺于甲日，肝旺于乙日，故曰"其日甲乙"，余藏类推。

2　苦：患也，困也，也就是难以忍受的意思。

3　急食苦以燥之：丹波元简："五藏中宜食苦者有二，而无一宜食咸者，且末段列五藏色味，正与此段相反，而有脾色黄宜食咸句，然则此苦字谓咸字之误明矣。"按此说可参。

土，旺于长夏，脾与胃为表里，长夏是足太阴脾和足阳明胃主治的时间；戊己属土，足太阴脾主己土，足阳明胃主戊土，所以脾与胃的旺日为戊己；脾性恶湿，湿盛则伤脾，苦味能燥湿，故宜急食苦以燥之。

**肺主秋，手太阴阳明主治，其日庚辛；肺苦气上逆，急食苦以泄之。肾主冬，足少阴太阳主治，其日壬癸；肾苦燥，急食辛以润之，开膝理，致津液，通气也[1]。**

肺属金，旺于秋，肺与大肠为表里，秋天是手太阴肺和手阳明大肠主治的时间；庚辛属金，所以肺与大肠的旺日为庚辛属金，手太阴肺主辛金，手阳明大肠主庚金，所以肺与大肠的旺日为庚辛；肺主气，其性清肃，若气上逆则肺病，苦味能泄，故宜急食苦以泄之。肾属水，旺于冬，肾与膀胱为表里，冬天是足少阴肾与足太阳膀胱主治的时间；壬癸属水，足少阴肾主癸水，足太阳膀胱主壬水，所以肾与膀胱的旺日为壬癸；肾为水脏，喜润与恶燥，故宜急食辛以润之。如此可以开发膝理，宣通五脏之气。

**病在肝，愈于夏；夏不愈，甚于秋；秋不死，持于冬[2]，起于春。禁当风[3]。肝病者，愈在丙丁；丙丁不愈，加于庚辛；庚辛不**

---

1　开膝理，致津液，通气也：滑寿："此一句九字，疑原是注文。"

2　持：汪机："犹言无加无减而平定也。"所以相持，是病情无甚加减，而持续一个时期的意思。

3　禁当风：就是禁止吹风。

**死，持于壬癸，起于甲乙。肝病者，平旦慧[1]，下晡甚[2]，夜半静[3]。肝欲散，急食辛以散之，用酸补之，辛写之[4]。**

肝脏有病，在夏季当愈，若至夏季不愈，到秋季病情就要加重；如秋季不死，至冬季病情就会维持稳定不变状态，到来年春季，病即好转。因风气通于肝，故肝病最禁忌受风。有肝病的人愈于丙丁日；如果丙丁日不愈，到庚辛日病就加重；如果庚辛日不死，到壬癸日病情就会维持稳定不变状态，到了甲乙日病即好转。患肝病的人，在早晨的时候精神清爽，傍晚的时候病就加重，到半夜时便安静下来。肝木性喜条达而恶抑郁，故肝病急用辛味以散之，若需要补以酸味补之，若需要泻，以辛味泻之。

**病在心，愈在长夏；长夏不愈，甚于冬；冬不死，持于春，起于夏。禁温食热衣。心病者，愈在戊己；戊己不愈，加于壬癸；壬癸不死，持于甲乙，起于丙丁。心病者，日中慧[5]，夜半甚，平旦静[6]。心欲软，急食咸以软之，用咸补之，甘写之[7]。**

---

1　慧：就是明了清爽。

2　下晡：午后申、酉两个时辰为晡，下晡为这两个时辰末尾，将要进入下一个时辰（戌时）的时候。

3　夜半：指水旺于子的时候。

4　用酸补之，辛写之：吴昆："顺其性为补，反其性为写。肝木喜辛散，而恶酸收，故辛为补，而酸为写也。"丹波元简："此节专就五藏之本性而言补泻，不拘五行相克之常理也，下文心之咸亦同。"

5　日中：指火旺于午的时候。

6　平旦：木旺于寅卯的时候。

7　用咸补之，甘写之：吴昆："心病喜软而恶缓，故咸为补，甘谓泻也。"意思是说：火性烈，甘则反其性而缓之，故泻心用甘；火欲软，咸则顺其性而软之，故补心用咸。

心脏有病，愈于长夏；若至长夏不愈，到了冬季病情就会加重；如果在冬季不死，到了明年的春季病情就会维持不变状态，到了夏季病就好转。心有病的人应禁忌温热食物，衣服也不能穿得太暖。有心病的人，愈于戊己日；如果戊己日不愈，到壬癸日病就加重；如果在壬癸日不死，到甲乙日维持稳定不变状态，到丙丁日病即好转。心脏有病的人，在中午的时候神情爽慧，半夜时病就加重，早晨时便安静下来了。心病欲柔软，宜急食咸味以软之，需要补则以咸味补之，以甘味泻之。

**病在脾，愈在秋；秋不愈，甚于春；春不死，持于夏，起于长夏。禁温食饱食湿地濡衣。脾病者，愈在庚辛；庚辛不愈，加于甲乙；甲乙不死，持于丙丁，起于戊己。脾病者，日昳慧[1]，日出甚[2]，下晡静。脾欲缓，急食甘以缓之，用苦写之，甘补之[3]。**

脾脏有病，愈于秋季；若至秋季不愈，到春季病就加重；如果在春季不死，到夏季病情就会维持稳定不变状态，到长夏的时节病即好转。脾病应禁忌吃温热性食物及饮食过饱、居湿地、穿湿衣等。脾有病的人，愈于庚辛日；如果庚辛日不愈，到甲乙日加重；如果在甲乙日不死，到丙丁日病情就会维持稳定不变状态，到了戊己日病即好转。脾有病的人，在午后精神清爽，日出时病就加重，傍晚时便安静了。脾脏病需要缓和，甘能缓冲，故宜急食甘味以缓

---

1　日昳：昳，音亦。日昳，在中午之后，盖谓未时。

2　日出：新校正："按甲乙经日出作平旦，虽日出于平旦等……盖日出与冬夏之期又早晚，不若平旦之为得也。"

3　用苦写之，甘补之：吴昆："脾以制水为事，息燥恶湿，湿胜则上脾土。"盖苦性燥，脾性湿，故脾以苦为泻。脾欲缓，肝则顺其性而缓之，故补脾用甘。

之，需要泻则苦味药泻脾，以甘味补脾。

**病在肺，愈在冬；冬不愈，甚于夏；夏不死，持于长夏，起于秋。禁寒饮食寒衣。肺病者，愈在壬癸；壬癸不愈，加于丙丁；丙丁不死，持于戊己，起于庚辛。肺病者，下晡慧，日中甚，夜半静[1]。肺欲收，急食酸以收之，用酸补之，辛写之[2]。**

肺脏有病，愈于冬季；若冬季不愈，到夏季病就加重；如果在夏季不死，至长夏时病情就会维持稳定不变状态，到了秋季病就好转。肺有病应禁忌寒冷饮食及穿得太单薄。肺有病的人，愈于壬癸日；如果在壬癸日不愈，到丙丁日病就加重；如果在丙丁日不死，到戊己日病情就会维持稳定不变的状态，到了庚辛日病即好转。肺有病的人，傍晚的时候精神爽慧，到中午时病就加重，到半夜时便安静了。肺气欲收敛，宜食酸味以收敛，需要补的，用酸味补肺，需要泻的，用辛味泻肺。

**病在肾，愈在春；春不愈，甚于长夏；长夏不死，持于秋，起于冬。禁犯焠㶼热食温炙衣[3]。肾病者，愈在甲乙；甲乙不愈，甚于戊己；戊己不死，持于庚辛，起于壬癸。肾病者，夜半慧，**

---

1　夜半静：丹波元简："据前后文例，但是云日昳静。"

2　用酸补之，辛写之：金性敛，辛反其性而散，故为泻。金欲收，酸则顺其性而收，故补肺用酸。

3　焠㶼热食温炙衣：张景岳："焠，音翠；㶼，音衰。焠㶼，烧爆之物也。"焠㶼热食，就是炙煿过热的饮食；温炙衣，就是经火熏烘的衣服。焠㶼热食：烧爆的食物。焠：烧也。㶼：热甚也。

**四季甚[1]，下晡静。肾欲坚，急食苦以坚之，用苦补之，咸写之[2]。**

肾脏有病，愈于春季；若至春季不愈，到长夏时病就加重；如果在长夏不死，到秋季病情就会维持稳定不变的状态，到冬季病即好转。肾病禁忌食焠火热食和穿经火烘烤过的衣服。肾有病的人，愈于甲乙日；如果在甲乙日不愈，到戊己日病就加重；如果在戊己日不死，到庚辛日病情就会维持稳定不变状态，到壬癸日病即好转。肾有病的人，在半夜的时候精神爽慧，在一日当中辰、戌、丑、未四个时辰病情加重，傍晚时便安静下来了。肾主闭藏，其气欲坚，需要补的，宜急食苦味以坚之，用苦味补之，需要泻的，用咸味泻之。

**夫邪气之客于身也。以胜相加[3]，至其所生而愈[4]，至其所不胜而甚[5]，至于所生而持[6]，自得其位而起[7]。必先定五藏之脉[8]，乃可言**

---

1　四季甚：王冰："土王则甚。"所以这里指辰、戌、丑、未四个时辰，以作为一日中的四季。

2　用苦补之，咸写之：王冰："苦补取其坚也，咸写取其软也。"水性凝，咸则反其性而软，故为泻。水欲坚，苦则顺其性而坚，故补肾用苦。

3　以胜相加：就是以强凌弱；如风胜则脾病（木克土），火胜则肺病（火克金），湿胜则肾病（土克水），寒胜则心病（水克火），燥胜则肝病（金克木）等。

4　至其所生而愈：至其所生的时日而愈，如肝病愈于夏，愈于丙丁，谓木生火。其他各脏以此类推。

5　至其所不胜而甚：至被克的时日而病加重，如肝病甚于秋，加于庚辛，为金克木。其他各脏以此类推。

6　至于所生而持：至生己的时日而疾病可以呈相持状态，如肝病持于冬，持于壬癸，为水能生木，其他各脏以此类推。

7　自得其位而起：就是到本脏当旺的时日，如肝病起于春，起于甲乙，甲乙与春均为木旺之时。其他各脏以此类推。

8　五藏之脉：就是五藏的脉象，如肝脉弦，心脉钩，脾脉缓，肺脉毛，肾脉石。

间甚之时，死生之期也。

肝病者，两胁下痛引少腹，令人善怒；虚则目䀮䀮无所见[1]，耳无所闻，善恐，如人将捕之。取其经，厥阴与少阳。气逆则头痛、耳聋不聪、颊肿、取血者。

凡是邪气侵袭人体，都是以胜相加，病至其所生之时而愈，至其所不胜之时而甚，至其所生之时而病情稳定不变，至其自旺之时病情好转。但必须先明确五脏之平脉，然后始能推测疾病的轻重时间及死生的日期。

肝脏有病，则两胁下疼痛牵引少腹，使人多怒，这是肝气实的症状；如果肝气虚，则出现两目昏花而视物不明，两耳也听不见声音，多恐惧，好像有人要逮捕他一样。治疗时，取用厥阴肝经和少阳胆经穴。如肝气上逆，则头痛、耳聋而听觉失灵、颊肿，应取厥阴、少阳经脉，刺出其血。

心病者，胸中痛，胁支满，胁下痛，膺背肩甲间痛，两臂内痛；虚则胸腹大，胁下与腰相引而痛。取其经，少阴、太阳、舌下血者。其变病，刺郄中血者[2]。

脾病者，身重，善肌[3]，肉痿，足不收行，善瘈[4]，脚下痛；虚则腹满肠鸣，飧泄食不化。取其经太阴、阳明、少阴血者。

心脏有病，则出现胸中痛，胁部支撑胀满，胁下痛，胸膺部、背部及肩胛间疼痛，两臂内侧疼痛，这是心实的症状；心虚，则出

---

1　目䀮䀮无所见：眼睛昏花，视物不清。

2　郄：阴郄穴。

3　肌：甲乙经作饥，是应从改。

4　瘈：抽掣。张景岳："手足掉瘈也。"玉机真藏论："筋脉相引而急，病名曰瘈。"

现胸腹部胀大，胁下和腰部牵引作痛。治疗时，取少阴心经和太阳小肠经的经穴，并刺舌下之脉以出其血。如病情有变化，与初起不同，刺阴郄穴出血。

脾脏有病，则出现身体沉重，易饥，肌肉痿软无力，两足弛缓为收，行走时容易抽搐，脚下疼痛，这是脾实的症状；脾虚则腹部胀满，肠鸣，泄下而食物不化。治疗时，取太阴脾经、阳明胃经和少阴肾经的经穴，刺出其血。

**肺病者，喘咳逆气，肩背痛，汗出，尻[1]、阴、股、膝、髀[2]、腨[3]、胻[4]、足皆痛；虚则少气，不能报息[5]，耳聋，嗌干。取其经，太阴、足太阳之外，厥阴内血者[6]。**

**肾病者，腹大、胫肿、喘咳身重，寝汗出[7]、憎风[8]；虚则胸中痛，大腹、小腹痛，清厥意不乐[9]。取其经少阴太阳血者。**

肺脏有病，则喘咳气逆，肩背部疼痛，出汗，尻、阴、股、膝、髀骨、腨、胻、足等部皆疼痛，这是肺实的症状；如果肺虚，就出现少气，呼吸困难而难于接续，耳聋，咽干。治疗时，取太阴

---

1　尻：苦刀切，脊骨的尽处。

2　髀：就是股骨。

3　腨：就是腓肠肌。

4　胻：音杭，脚胫。

5　不能报息：张景岳："报，复也。不能报息，谓呼吸气短，难于接续也。"

6　厥阴内：甲乙经"内"字下有"少阴"二字。

7　寝汗出：就是在睡眠中出汗。

8　憎风：张景岳："憎，音曾，恶风也。"就是俗说怕风。

9　清厥：就是清冷而气逆。

肺经的经穴，更取足太阳经的外侧及足厥阴内侧，即足少阴肾经的经穴，刺出其血。

肾脏有病，则腹部胀大，胫部浮肿，气喘，咳嗽，身体沉重，睡后出汗，恶风，这是肾实的症状；如果肾虚，就出现胸中疼痛，大腹和小腹疼痛，四肢厥冷，心中不乐。治疗时，取足少阴肾经和足太阳膀胱经的经穴，刺出其血。

# 宣明五气篇第四

本篇内容根据五行的道理，讨论五脏之气与各方面的关系，如五藏病、五脉、五恶、五液、五禁、五乱等；而它的主要精神，是发明五气，包括五藏、五行等在临证上的联系与运用，无问答之辞而不称论，所以叫作"宣明五气篇"。

前半部分以五脏为中心，运用五行学说，对人的日常生活、发病因素、藏府功能、病情变化、脉搏形象、药物性味、饮食宜忌等进行分类归纳。

后半部分，是讨论六经的气血多少、出气出血的治疗所宜、三阴三阳的相为表里、形志苦乐的各种证治等，而其中以血气多少与形志疾病，尤为重点。人体在各种生理情况下，六经气血各有不同，此为临证针刺补泻的依据之一。形志苦乐所造成的疾病各有不同，其治疗方法亦宜区别。文中指出了五脏腧穴在背部的部位，并说明取穴的计算方法。

**五味所入：酸入肝、辛入肺、苦入心、咸入肾、甘入脾，是谓五入。**

五气所病[1]，心为噫[2]，肺为咳，肝为语[3]，脾为吞[4]，肾为欠、为嚏[5]，胃为气逆、为哕、为恐，大肠、小肠为泄，下焦溢为水[6]，膀胱不利为癃[7]、不约为遗溺[8]，胆为怒，是谓五病。

五精所并[9]，精气并于心则喜，并于肺则悲[10]，并于肝则忧，并于脾则畏，并于肾则恐，是谓五并，虚而相并者也。

五味酸、辛、苦、咸、甘所入的分别是肝、肺、心、肾、脾。

五脏之气失调后所发生的病变：心气失调则嗳气；肺气失调则咳嗽；肝气失调则多言；脾气失调则吞酸；肾气失调则为呵欠、喷嚏；胃气失调则为气逆为哕，或有恐惧感；大肠、小肠病则不能泌别清浊，传送糟粕，而为泄泻；下焦不能通调水道，则水液泛溢于皮肤而为水肿；膀胱之气化不利，则为癃闭，不能约制，则为遗尿；胆气失调则易发怒。这是五脏之气失调而发生的病变。

五脏之精气相并所发生的疾病：精气并于心则喜，精气并于肺

---

1　五气：马莳："五藏邪气，各有所病也。"

2　噫：即嗳气，嗳即噫之俗字。说文："饱食息也。"

3　语：多言的意思。

4　吞：张志聪："脾主为胃行其津液，脾气病而不能灌溉于四脏，则津液反溢于脾窍之口，故为吞咽之证。"

5　欠、嚏：欠，张口舒气，即呵欠。嚏，音啼，即鼻中气喷作声。

6　水：高士宗："下焦病不能决渎，则泛溢而为水。"此处指水肿病。

7　癃：音隆，小便不通。马莳："水道不通之病也。"

8　约：约束节制。

9　五精：是指五藏之精气。

10　并：吴昆："并，合而入之也。五藏精气，各藏气藏则不病；若合而并于一藏，则邪气实之，各显其志。"

则悲，精气并于肝则忧，精气并于脾则畏，精气并于肾则恐。这就是所说的五并，都是由于五脏乘虚相并所致。

**五藏所恶[1]，心恶热、肺恶寒、肝恶风、脾恶湿、肾恶燥，是谓五恶。**

**五藏化液[2]，心为汗、肺为涕、肝为泪、脾为涎、肾为唾，是谓五液。**

**五味所禁[3]，辛走气，气病无多食辛；咸走血，血病无多食咸；苦走骨，骨病无多食苦；甘走肉，肉病无多食甘；酸走筋，筋病无多食酸。是谓五禁，无令多食。**

五脏所恶：心怕热，肺怕寒，肝怕风，脾怕湿，肾怕燥。这就是五恶。

五脏化生的液体：心之液化为汗，肺之液化为涕，肝之液化为泪，脾之液化为涎，肾之液化为唾。这是五脏化生的五液。

五味所禁：辛味走气，气病不可多食辛味；咸味走血，血病不可多食咸味；苦味走骨，骨病不可多食苦味；甜味走肉，肉病不可多食甜味；酸味走筋，筋病不可多食酸味。这就是五味的禁忌，不可使之多食。

**五病所发，阴病发于骨，阳病发于血，阴病发于肉，阳病发于冬，阴病发于夏，是谓五发。**

---

1　恶：读作 wù，去声，与喜、好相反，憎恶的意思。

2　五藏化液：高士宗："化液者，水谷入口，津液各走其道，五藏受水谷之精，淖注于外窍，而化为五液也。"

3　禁：是避免和禁忌的意思。

**五邪所乱，邪入于阳则狂，邪入于阴则痹，搏阳则为巅疾[1]，搏阴则为喑[2]，阳入之阴则静，阴出之阳则怒，是谓五乱。**

五种病的发生：阴病发生于骨，阳病发生于血，阴病发生于肉，阳病发生于冬，阴病发生于夏，这是五病所发。

五邪所乱：邪入于阳，则阳偏盛；邪入于阴而发为痹病；邪搏于阳则阳气受伤，而发为癫疾；邪搏于阴则阴气受伤，而发为音哑之疾；邪由阳而入于阴，则从阴而为静；邪由阴而出于阳，则从阳而为怒，这就是所谓五乱。

**五邪所见：春得秋脉，夏得冬脉，长夏得春脉，秋得夏脉，冬得长夏脉，名曰阴出之阳，病善怒不治[3]。是谓五邪，皆同命死不治。**

**五藏所藏：心藏神、肺藏魄、肝藏魂、脾藏意、肾藏志。是谓五藏所藏。**

五脏克贼之邪所表现的脉象：春天见到秋天的毛脉，是金克木；夏天见到冬天的石脉，是水克火；长夏见到春天的弦脉，是木克土；秋天见到夏天的洪脉，是火克金；冬天见到长夏的濡缓脉，是土克水。这就是所谓的五邪脉。其预后相同，都属于不治的死证。

五脏所藏精神活动：心脏藏神，肺脏藏魄，肝脏藏魂，脾脏藏

---

1　搏：音 bō，谓侵入搏击的意思。巅疾：巅，音颠，指巅顶。巅疾，方盛衰论："气上不下，头痛巅疾。"

2　喑：音 yīn，发音不扬或发音不出。

3　阴出之阳，病善怒：新校正："按阴出之阳病善怒，已见前条，此再言之，文义不伦，必古文错简也。"

意，肾脏藏志，这就是五脏所藏。

**五藏所主[1]，心主脉、肺主皮、肝主筋、脾主肉、肾主骨，是谓五主。**

**五劳所伤[2]，久视伤血[3]、久卧伤气、久坐伤肉、久立伤骨、久行伤筋，是谓五劳所伤。**

**五脉应象，肝脉弦、心脉钩、脾脉代[4]、肺脉毛、肾脉石，是谓五藏之脉。**

五脏所主：心主脉，肺主皮，肝主筋，脾主肉，肾主骨，这就是五脏所主的部位。

五种过度的疲劳可以伤耗五脏的精气：如久视则劳于精气而伤血，久卧则阳气不伸而伤气，久坐则血脉灌输不畅而伤肉，久立则劳于肾及腰、膝、胫等而伤骨，久行则劳于筋脉而伤筋，这就是五劳所伤。

五脏应四时的脉象：肝脏应春，端直而长，其脉象弦；心脉应夏，来盛去衰，其脉象钩；脾旺于长夏，其脉弱，随长夏而更代；肺脉应秋，轻虚而浮，其脉象毛；肾脉应冬，其脉沉坚像石，这就是所谓的应于四时的五脏平脉。

**夫人之常数[5]，太阳常多血少气，少阳常少血多气，阳明常多**

---

1　五藏所主：主，主宰，亦是有相互关联的意思。

2　劳：疲劳过度。

3　久：指过长的时间。

4　代：王冰："代，软而弱也。"按这里代脉，与现在所称的动而中止不能自还的代脉不同。

5　常数：正常多少之数。

气多血，少阴常少血多气，厥阴常多血少气，太阴常多气少血。此天之常数。

足太阳与少阴为表里[1]，少阳与厥阴为表里，阳明与太阴为表里，是为足阴阳也；手太阳与少阴为表里，少阳与心主为表里[2]，阳明与太阴为表里，是为手之阴阳也。今知手足阴阳所苦[3]，凡治病必先去其血，乃去其所苦，伺之所欲[4]，然后写有余，补不足[5]。

人身各经气血多少，是有一定常数的。如太阳经常多血少气，少阳经常少血多气，阳明经常多气多血，少阴经常少血多气，厥阴经常多血少气，太阴经常多气少血，这是先天禀赋之常数。

足太阳膀胱经与足少阴肾经为表里，足少阳胆经与足厥阴肝经为表里，足阳明胃经与足太阴脾经为表里，这是足三阳经和足三阴经之间的表里配合关系。手太阳小肠经和手少阴心经为表里，手少阳三焦经与手厥阴心包经为表里，手阳明大肠经与手太阴肺经为表里，这是手三阳经和手三阴经之间的表里配合关系。现已知道，疾病发生在手足阴阳十二经脉的那一经，其治疗方法，血脉壅盛的，必须先刺出其血，以减轻其病苦；再诊察其所欲，根据病情的虚实，然后泻其有余之实邪，补其不足之虚。

欲知背俞，先度其两乳间[6]，中折之，更以他草度去半，已，

---

1 表里：表里是指内外、阴阳等互相之间的联系。

2 心主：即心包络，为手厥阴经。

3 苦：病苦，即疾病。

4 伺：诊察的意思。

5 写、补：指两种不同的针刺方法。

6 度：入声，是量度的意思。

即以两隅相拄也，乃举以度其背，令其一隅居上[1]，齐脊大椎[2]，两隅在下，当其下隅者，肺之俞也。复下一度[3]，心之俞也；复下一度，左角肝之俞也，右角脾之俞也；复下一度，肾之俞也。是谓五藏之俞，灸刺之度也。

要想知道背部五脏腧穴的位置，先用草一根，度量两乳之间的距离。再从正中对折，另以一草与前草同样长度，折掉一半之后，拿来支撑第一根草的两头，就成了一个三角形，然后用它量病人的背部，使其一个角朝上，和脊背部大椎穴相平，另外两个角在下，其下边左右两个角所指的部位，就是肺腧穴所在。再把上角移下一度，放在两肺俞连线的中点，则其下左右两角的位置是心俞的部位。再移下一度，左角是肝俞，右角是脾俞。再移下一度，左右两角是肾俞。这就是五脏俞穴的部位，为刺灸取穴的法度。

形乐志苦[4]，病生于脉，治之以灸刺；形乐志乐，病生于肉，治之以针石；形苦志乐，病生于筋，治之以熨引[5]；形苦志苦，病生于咽嗌，治之以百药[6]；形数惊恐，经络不通，病生于不仁，

---

1　隅：两边相交处称隅，即进入所谓角。例如三角形有三隅，故"一隅居上""两隅在下"。

2　椎：指大椎穴。

3　一度：三角形的上角至底的直线长度，作为一度。

4　形乐志苦：指形体安逸而情志郁苦的人。形，指形体。志，指情志、精神。乐，在形体方面，是指逸居饱暖，不参加劳役；在精神方面，是指心情愉快，无忧愁思虑。苦，在形体方面，是指身形劳苦；在精神方面，是指思虑忧郁苦闷。

5　熨引：古代治病的一种方法，主要是温熨法。熨，是古时用以治病的温罨法，有药熨、汤熨、酒熨、铁熨、葱熨、土熨等；引，就是导引。

6　百药：多种药物的意思。新校正："甲乙：咽嗌作困竭，百药作甘药。"

**治之以按摩、醪药，是谓五形志也。**

**刺阳明，出血气；刺太阳，出血恶气；刺少阳，出气恶血；刺太阴，出气恶血 [1]；刺少阴，出气恶血；刺厥阴，出血恶气也。**

形体安逸但精神苦闷的人，病多发生在经脉，治疗时宜用针灸。形体安逸而精神也愉快的人，病多发生在肌肉，治疗时宜用针刺或砭石。形体劳苦但精神很愉快的人，病多发生在筋，治疗时宜用热熨或导引法。形体劳苦，而精神又很苦恼的人，病多发生在咽喉部，治疗时宜用药物。屡受惊恐的人，经络因气机紊乱而不通畅，病多为麻木不仁，治疗时宜用按摩和药酒，以上是形体和精神方面发生的五种类型的疾病。

刺阳明经，可以出血出气；刺太阳经，可以出血，而不宜伤气；刺少阳经，只宜出气，不宜出血；刺太阴经，只宜出气，不宜出血；刺少阴经，只宜出气，不宜出血；刺厥阴经，只宜出血，不宜伤气。

---

1　恶：此处含有不宜或不应当的意思。刺太阴，出气恶血：《黄帝内经·太素》作："此太阴，出血气。"并注云："阳明太阴虽为表里，其血气俱盛，故并写血气也。"

# 经合论第五

本篇内容讨论真气与邪气之离合，如真气与邪气尚未结合，应及早用泻，病可立已；若真气与邪气已经结合，应诊察三部九候之盛虚而调之。由于希望达到早期治疗的要求，所以又详细地讨论了针刺补泻的宜忌与方法。但要能治病，必先识病，所以又强调了三部九候诊察方法的重要。但总的精神，是说明真邪离合于临证上应密切注意，所以篇名就叫作"经合论"。

病邪初入人体，真邪未合，未有定处，及早治疗，可以使病尽早痊愈。要注意针刺补泻的宜忌和操作方法。要能治病，必先识病。医生运用针刺，一定要懂得三部九候的诊法，结合天地阴阳来分析病情，认识疾病。

**黄帝问曰：余闻《九针》九篇，夫子乃因而九之，九九八十一篇，余尽通其意矣。经言气之盛衰，左右倾移，以上调下，以左调右[1]，有余不足，补泻于荥输，余知之矣。此皆荣卫之倾移，虚实之所生，非邪气从外入于经也。余愿闻邪气之在经也，其病人何如？取之奈何？**

---

1　以上调下，以左调右：是针灸的治疗法则。

**岐伯对曰：夫圣人之起度数，必应于天地；故天有宿度[1]，地有经水，人有经脉。**

黄帝问道：我听说《九针》有九篇文章，而先生又从九篇上加以发挥，演绎成为九九八十一篇，我已经完全领会它的精神了。《针经》上说的气之盛衰，左右偏盛，取上以调下，取左以调右，有余不足，在荥输之间进行补泻，我亦懂得了。这些变化，都是由于荣卫的偏盛、气血虚实而形成的，并不是邪气从侵入经脉而发生的病变。我现在希望知道邪气侵入经脉之时，病人的症状怎样？又怎样来治疗？

岐伯回答说：一个有修养的医生，在制定治疗法则时，必定体察于自然的变化。如天有宿度，地有江河，人有经脉，其间是互相影响，可以比类而论的。

**天地温和，则经水安静；天寒地冻，则经水凝泣；天暑地热，则经水沸溢；卒风暴起，则经水波涌而陇起[2]。**

**夫邪之入于脉也，寒则血凝泣，暑则气淖泽，虚邪因而入客，亦如经水之得风也，经之动脉，其至也亦时陇起，其行于脉中循循然。**

如天地之气温和，则江河之水安静平稳；天气寒冷，则水冰地冻，江河之水凝涩不流；天气酷热，则江河之水沸腾洋溢；要是暴风骤起，则使江河之水波涛汹涌。

因此病邪侵入了经脉，寒则使血行滞涩，热则使血气滑润流

---

1　宿度：宿，星宿。古代天文学按星宿的位置划周天为三百六十五度，谓之"宿度"。

2　陇：同隆。

利，要是虚邪贼风的侵入，也就像江河之水遇到暴风一样，经脉的搏动则出现波涌隆起的现象，虽然血气同样依次在经脉中流动。

**其至寸口中手也，时大时小，大则邪至，小则平。其行无常处，在阴与阳，不可为度，从而察之，三部九候，卒然逢之，早遏其路[1]。**

**吸则内针，无令气忤[2]。静以久留，无令邪布。吸则转针，以得气为故[3]；候呼引针，呼尽乃去，大气皆出，故命曰写。**

但在寸口处按脉，指下就感到脉象时大时小，大即表示病邪盛，小即表示病邪退，邪气运行，没有一定的位置，或在阴经或在阳经，就应该进一步用三部九候的方法检查，一旦察明邪气所在，应及早治疗，以阻止它的发展。

治疗时应在吸气时进针，进针时勿使气逆，进针后要留针静候其气，不让病邪扩散；当吸气时转捻其针，以得气为目的；然后等病人呼气的时候，慢慢地起针，呼气尽时，将针取出。这样，大邪之气尽随针外泄，所以叫作泻。

**帝曰：不足者补之奈何？岐伯曰：必先扪而循之[4]，切而散**

---

1　卒然逢之，早遏其路：王冰："逢谓逢遇，遏谓遏绝。三部之中，九候之位，卒然逢遇，当按而止之，既而写之，径路既绝，则大邪之气无能为也。"

2　忤：音午，逆的意思。

3　得气：针灸术语，是进针后发生酸麻感的反应。

4　扪而循之：扪，音 mén。通雅：扪摸一字，即扪也。扪而循之，是循着穴位抚摸，使皮肤舒缓。

之[1]，推而按之[2]，弹而怒之[3]，抓而下之[4]，通而取之[5]，外引其门，以闭其神[6]。呼尽内针，静以久留，以气至为故，如待所贵，不知日暮。其气以至[7]，适而自护，候吸引针，气不得出，各在其处，推阖其门，令神气存，大气留止，故命曰补。

黄帝道：不足之虚证怎样用补法？岐伯说：首先用手抚摸穴位，然后以之按压穴位，再用手指揉按周围肌肤，进而用手指弹其穴位，令脉络怒张，左手按闭孔穴，不让正气外泄。进针方法，是在病人呼气将尽时进针，静候其气，稍久留针，以得气为目的。进针候气，要像等待贵客一样，忘掉时间的早晚，当得气时，要好好保护，等病人吸气时候，拔出其针，那么气就不至外出了；出针以后，应在其孔穴上揉按，使针孔关闭，真气存内，大经之气留于营卫而不泄，这便叫作补。

**帝曰：候气奈何？岐伯曰：夫邪去络，入于经也，舍于血脉之中，其寒温未相得，如涌波之起也，时来时去，故不常在。**

**故曰：方其来也，必按而止之，止而取之，无逢其冲而写**

---

1　切而散之：马莳："谓以指切撤其穴，使气之布散也。"

2　推而按之：张景岳："以指揉按其肌肤，欲针道之流利也。"

3　弹而怒之：以手指弹动穴位，使病人集中注意力，气能随至。

4　抓而下之：掐正了穴位进针。

5　通而取之：等气脉流通，而取出其针。

6　外引其门，以闭其神：门，指穴空；神，指经气。外引其门，以闭其神，即右手拔针，左手随即按闭进气的孔穴，使针孔周围皮肤回复原位，遮盖针孔不让真气外泄。

7　以：同已。

之 [1]。真气者，经气也。经气太虚，故曰其来不可逢，此之谓也。

故曰：候邪不审，大气已过，写之则真气脱，脱则不复，邪气复至 [2]，而病益蓄。故曰其往不可追 [3]，此之谓也。

黄帝道：对邪气怎样诊候呢？岐伯说：当邪气从络脉而进入经脉，留舍于血脉之中，这是邪正相争，或寒或温，真邪尚未相合，所以脉气波动，忽起忽伏，时来时去，无有定处。

所以说诊得邪气方来，必须按而止之，阻止它的发展，用针泻之，但不要正当邪气冲突时用泻法，反使经气大虚，所以说气虚的时候不可用泻，就是指此而言。

因此，诊候邪气而不能审慎，当大邪之气已经过去再用泻法，则反使真气虚脱，真气虚脱，则不能恢复，而邪气益甚，那病更加重了。所以说，邪气已经随经而去，不可再用泻法，就是指此而言。

不可挂以发者 [4]，待邪之至时而发针写矣。若先若后者，血气已虚，其病不可下 [5]。故曰：知其可取如发机，不知其取如扣椎 [6]。故曰：知机道者，不可挂以发，不知机者，扣之不发，此之谓也。

帝曰：补泻奈何？岐伯曰：此攻邪也。疾出以去盛血，而复其真气。此邪新客，溶溶未有定处也 [7]，推之则前，引之则止，逆

---

1　无逢其冲：甲乙经逢作迎。高士宗："邪气冲突，宜避其锐。"

2　邪气复至：复，甲乙经作益。

3　其往不可追：张景岳："小针解曰：其往不可追者，气虚不可泻也。"

4　不可挂以发：是间不容发的意思，也就是说掌握时间，不能稍有迟疑。

5　其病不可下：高士宗："下，犹退也。"

6　扣椎：张景岳："椎，木椎也。顽钝准入，如扣椎之难也。"

7　溶溶：张景岳："溶溶，流动貌。"

**而刺之，温血也 [1]。刺出其血，其病立已。**

　　阻止邪气，使用泻法，是间不容发的事，须待邪气初到的时候，随即下针去泻，在邪至之前，或在邪去之后用泻法，都是不适时的，非但不能去邪，反使血气受伤，病就不容易退了。所以说，懂得用针的，像拨动弩机一样，机智灵活，不善于用针的，就像敲击木椎，顽钝不灵了。所以说，识得机宜的，一刹那时毫不迟疑，不知机宜的，纵然时机已到，亦不会下针，就是指此而言。

　　黄帝道：怎样进行补泻呢？岐伯说：应以攻邪为主。应该及时刺出盛血，以恢复正气，因为病邪刚刚侵入，流动未有定处，推之则前进，引之则留止，迎其气而泻之，以出其毒血，血出之后，病就立即会好。

　　**帝曰：善。然真邪以合，波陇不起，候之奈何？**

　　**岐伯曰：审扪循三部九候之盛虚而调之。察其左右，上下相失，及相减者，审其病藏以期之。不知三部者，阴阳不别，天地不分。地以候地，天以候天，人以候人，调之中府 [2]，以定三部。**

　　**故曰：刺不知三部九候病脉之处，虽有大过且至，工不能禁也。**

　　**诛罚无过 [3]，命曰大惑 [4]，反乱大经 [5]，真不可复，用实为虚，以邪为真，用针无义，反为气贼。夺人正气，以从为逆，荣卫散**

---

1　温血：吴昆："温血，毒血也。"

2　中府：吴昆："中府，胃也，土主中宫，故曰中府。谓之中府者，言三部九候，皆以冲和胃气调息之。"

3　诛罚无过：不掌握泻的方法，不当泻而泻之，反伤正气，称之诛罚无过。

4　惑：迷乱也。

5　大经：五脏六腑的大经脉。

乱，真气已失。邪独内着，绝人长命，予人夭殃，不知三部九候，故不能久长。因不知合之四时五行，因加相胜，释邪攻正，绝人长命。邪之新客来也未有定处，推之则前，引之则止，逢而写之，其病立已。

黄帝道：讲得好！假如到了病邪和真气并合以后，脉气不现波动，那么怎样诊察呢？

岐伯说：仔细审察三部九候的盛衰虚实而调治。检查的方法，在它左右上下各部分，观察有无不相称或特别减弱的地方，就可以知道病在哪一藏府，待其气至而刺之。假如不懂得三部九候，则阴阳不能辨别，上下也不能分清，更不知道从下部脉以诊察下，从上部脉以诊察上，从中部脉以诊察中，结合胃气多少有无来决定疾病在哪一部。所以说，针刺不知三部九候以了解病脉之处，则纵然有大邪为害，这个医生也没有办法来事先防治的。

如果诛罚无过，不当泻而泻之，这就叫作"大惑"，反而扰乱藏府经脉，使真气不能恢复，把实证当作虚证，邪气当作真气，用针毫无道理，反助邪气为害，剥夺病人正气，使顺症变成逆症，使病人荣卫散乱，真气散失，邪气独存于内，断送病人的性命，给人家带来莫大的祸殃。这种不知三部九候的医生，是不能够久长的，因为不知配合四时五行因加相胜的道理，会放过了邪气，伤害了正气，以致断绝病人性命。病邪新侵入人体，没有定着一处，推它就向前，引它就停止，迎其气而泻之，病是立刻可以好的。

# 调经论第六

本篇内容说明人身十二经脉是气血运行的道路，内通五脏六腑，外络三百六十五节。因此，外邪侵袭人体，由外入内，由经络传入脏腑，气血阴阳的失调，产生虚实病变。在治疗时，根据不同病变，调治其经络，使病邪不致深入，以达到正常的状态为目的。所以篇名"调经论"。

经络是气血运行和沟通藏府内外的道路，邪气可以由经络传入藏府或传出体表，所以治疗上调治经络，达到御邪目的。并且讨论针刺治疗藏府经络寒热虚实病变的原理、症状和补泻方法。

**黄帝问曰：余闻刺法言，有余泻之，不足补之。何谓有余，何谓不足？岐伯对曰：有余有五，不足亦有五，帝欲何问？帝曰：愿尽闻之。岐伯曰：神有余有不足，气有余有不足，血有余有不足，形有余有不足，志有余有不足。凡此十者，其气不等也。**

**帝曰：人有精气津液、四支九窍、五藏十六部、三百六十五节，乃生百病。百病之生，皆有虚实。今夫子乃言有余有五，不足亦有五，何以生之乎？岐伯曰：皆生于五藏也。夫心藏神，肺藏气，肝藏血，脾藏肉，肾藏志，而此成形。志意通，内连**

**骨髓，而成身形五藏。五藏之道，皆出于经隧 [1]，以行血气，血气不和，百病乃变化而生，是故守经隧焉。**

黄帝问道：我听《刺法》上说，病属有余的用泻法，不足的用补法。但怎样是有余，怎样是不足呢？岐伯回答说：病属有余的有五种，不足的也有五种，你要问的是哪一种呢？黄帝说：我希望你能全部讲给我听。岐伯说：神有有余，有不足；气有有余，有不足；血有有余，有不足；形有有余，有不足；志有有余，有不足。这些共计十种，它们的气各不相同。

黄帝说：人有精、气、津液、四肢、九窍、五脏、十六部、三百六十五节，而发生百病。但百病的发生，都有虚实的不同。现在先生说病属有余的有五种，病属不足的也有五种，是怎样发生的呢？岐伯说：五种有余不足，都是生于五脏。心藏神，肺藏气，肝藏血，脾藏肉，肾藏志，由五脏所藏之神、气、血、肉、志，组成了人的形体。但必须保持志意通达，内与骨髓联系，始能使身形与五脏成为一个整体。五脏相互联系的道路都是经脉，通过经脉以运行血气，人若血气不和，就会变化而发生各种疾病。所以诊断和治疗均以经脉为依据。

**帝曰：神有余不足何如？岐伯曰：神有余则笑不休，神不足则悲。血气未并 [2]，五藏安定，邪客于形，洒淅起于毫毛，未入于**

---

1　经隧：经脉流行之道。

2　血气未并：张景岳：并，偏聚也。邪之中人，久而不散，则或并于气，或并于血，病乃甚亦。即血气未有偏聚。

经络也，故命曰神之微[1]。

帝曰：补泻奈何？岐伯曰：神有余则泻其小络之血，出血，勿之深斥[2]，无中其大经，神气乃平。神不足者，视其虚络[3]，按而致之[4]，刺而利之[5]，无出其血，无泄其气，以通其经，神气乃平。帝曰：刺微奈何？岐伯曰：按摩勿释，着针勿斥[6]，移气于不足，神气乃得复。

黄帝说：神有余和神不足会是什么症状呢？岐伯说：神有余的则喜笑不止，神不足的则悲哀。若病邪尚未与气血相并，五脏安定之时，还未见或笑或悲的现象，此时邪气仅客于形体之肤表，病人觉得寒栗起于毫毛，尚未侵入经络，乃属神病微邪，所以叫作"神之微"。

黄帝说：怎样进行补泻呢？岐伯说：神有余的应刺其小络使之出血，但不要向里深推其针，不要刺中大经，神气自会平复。神不足的其络必虚，应在其虚络处，先用手按摩，使气血实于虚络，再以针刺之，以疏利其气血，但不要使之出血，也不要使气外泄，只疏通其经，神气就可以平复。黄帝说：怎样刺微邪呢？岐伯说：按

---

1　神之微：张景岳："此外邪之在心经也；浮浅微邪，在脉之表，神之微病也。"即心经的微邪。

2　出血，勿之深斥：吴昆删"出血"二字，"深"是深刺，"斥"是进针后开大针孔。高士宗："神有余，则泻其孙络之血，然虽出血，勿之深斥。"

3　虚络：指虚而陷下的络脉。

4　按而致之：吴昆："以按摩致气于其虚络。"

5　刺而利之：甲乙经"利"作"和"。

6　按摩勿释，着针勿斥：马莳："按摩其病处，勿释其手，着针其病处，勿推其针。"

摩的时间要久一些，针刺时不要向里深推，使气移于不足之处，神气就可以平复。

**帝曰：善。有余不足奈何？岐伯曰：气有余则喘咳上气，不足则息利少气[1]。血气未并，五藏安定，皮肤微病，命曰白气微泄[2]。**

**帝曰：补泻奈何？岐伯曰：气有余则写其经隧，无伤其经，无出其血，无泄其气；不足则补其经隧，无出其气。**

**帝曰：刺微奈何？岐伯曰：按摩勿释，出针视之，曰我将深之，适人必革[3]，精气自伏，邪气散乱，无所休息，气泄腠理，真气乃相得。**

黄帝说：好。气有余和气不足会出现什么症状呢？岐伯说：气有余的则喘咳气上逆，气不足则呼吸虽然通利，但气息短少。若邪气尚未与气血相并，五脏安定之时，有邪气侵袭，则邪气仅客于皮肤，而发生皮肤微病，使肺气微泄，病情尚轻，所以叫作"白气微泄"。

黄帝说：怎样进行补泻呢？岐伯说：气有余的应当泻其经髓，但不要伤其经脉，不要使之出血，不要使其气泄。气不足的则应补

---

1　息利少气：马莳："本神篇言肺虚则鼻息不利少气，即本文之少气也。"这是说呼吸虽通利，而气息短少。

2　白气微泄：马莳："肺主皮肤，皮肤微病，命曰白气微泄。盖肺属金，为色之白也。"高士宗："微泄，犹言微虚也。"盖白气是肺气的代名词。白气微泄，就是肺气微虚的意思。

3　适人必革：张景岳："适，至也。革，变也。先行按摩之法，欲皮肤之气流行也。必变革前说，而刺仍浅也，如石则精气既伏于内，邪气散乱，无所止息，而泄于外，故真气得其所亦。"

其经隧，不要使其出气。

　　黄帝说：怎样刺其微邪呢？岐伯说：先用按摩，时间要久一些，然后拿出针来给病人看，并说"我要深刺"，但在刺时还是适中病处即止，这样可使其精气深注于内，邪气散乱于外，而无所留，邪气从腠理外泄，则真气通达，恢复正常。

　　帝曰：善。血有余不足奈何？岐伯曰：血有余则怒，不足则悲[1]。血气未并，五藏安定，孙络水溢[2]，则经有留血[3]。

　　帝曰：补泻奈何？岐伯曰：血有余则写其盛经，出其血；不足则视其虚经，内针其脉中，久留而视，脉大，疾出其针，无令血泄。

　　帝曰：刺留血奈何？岐伯曰：视其血络，刺出其血，无令恶血得入于经，以成其疾。

　　黄帝说：好。血有余和不足会出现什么症状呢？岐伯说：血有余的则发怒，血不足的则悲伤。若邪气尚未与气血相并，五脏安定之时，有邪气侵袭，则邪气仅客于孙络，孙络盛满溢，则流于经脉，经脉就会有血液留滞。

　　黄帝说：怎样进行补泻呢？岐伯说：血有余的应泄其充盛的经脉，以出其血。血不足的应察其经脉之虚者补之，刺中其经脉后，久留其针而观察之，待气至而脉转大时，即迅速出针，但不要使其出血。

---

1　悲：通行本悲作恐。

2　孙络水溢：甲乙经"水"作"外"。

3　经有留血：是血行不畅通，而有留滞现象。

黄帝说：刺流血时应当怎样呢？岐伯说：诊察血络有流血的，刺出其血，使恶血不得入于经脉而形成其他疾病。

**帝曰：善。形有余不足奈何？岐伯曰：形有余则腹胀，泾溲不利[1]，不足则四支不用。血气未并，五藏安定，肌肉蠕动，命曰微风[2]。**

**帝曰：补泻奈何？岐伯曰：形有余则写其阳经，不足则补其阳络[3]。**

**帝曰：刺微奈何？岐伯曰：取分肉间，无中其经，无伤其络，卫气得复，邪气乃索[4]。**

黄帝说：好。形有余和形不足会出现什么症状呢？岐伯说：形有余的则腹胀满，大小便不利，形不足的则四肢不能运动。若邪气尚未与气血相并，五脏安定之时，有邪气侵袭，则邪气仅客于肌肉，使肌肉有蠕动的感觉，这叫作"微风"。

黄帝说：怎样进行补泻呢？岐伯说：形有余应当泻足阳明的经脉，使邪气从内外泻，形不足的应当补足阳明的络脉，使气血得以内聚。

黄帝说：怎样刺微风呢？岐伯说：应当刺其分肉之间，不要刺中经脉，也不要伤其络脉，使卫气得以恢复，邪气就可以消散。

---

1 泾溲不利：吴昆："泾，水行有常也；溲，溺溲也。"泾溲不利，言常行之小便不利也。

2 微风：马莳："风或客之肌肉，如蠕虫之动然；而风气尚微微，命曰微风。"

3 阳经、阳络：张志聪："阳，谓阳明也，阳明与太阴为表里，盖皮肤气分为阳，脾所主在肌肉，故当从阳而补泻，泻刺其经者，从内而出于外也；补刺其络者，从外而入于内也。"

4 索：张景岳："索者，散也。"

帝曰：善。志有余不足奈何？岐伯曰：志有余则腹胀飧泄，不足则厥。血气未并，五藏安定，骨节有动[1]。

帝曰：补泻奈何？岐伯曰：志有余则泻然筋血者[2]；不足则补其复溜[3]。

帝曰：刺未并奈何？岐伯曰：即取之，无中其经，邪所乃能立虚[4]。

黄帝说：好。志有余和志不足会出现什么症状呢？岐伯说：志有余的则腹胀飧泄，志不足的则手足厥冷。若邪气尚未与气血相并，五脏安定之时，有邪气侵袭，则邪气仅客于骨，使骨节间如有物震动的感觉。

黄帝说：怎样进行补泻呢？岐伯说：志有余的应泻然谷以出其血，志不足的则应补复溜穴。

黄帝说：当邪气尚未与气血相并，邪气仅客于骨时，应当怎样刺呢？岐伯说：应当在骨节有鼓动处立即刺治，但不要中其经脉，邪气便会自然去了。

帝曰：善。余已闻虚实之形，不知其何以生。岐伯曰：气血

---

1　骨节有动：骨节间有震动的感觉。甲乙经"动"作"伤"。吴昆本此下补"则骨节有微风"六字，附此参考。

2　然筋：高士宗："然筋即然谷，在足心斜内侧两筋之蠲，故曰然筋。"新校正："杨上善云：然筋当是然谷下筋，再详诸处引然谷者，多云然谷之前血者，疑少谷之二字，前字断作筋字。"

3　复溜：穴名，属足少阴经，在足踝上二寸处。

4　邪所乃能立虚：高士宗："血气未并，骨节有动之时，当即取之，使病无中其经，庶受邪之所，乃能立虚。立虚者，使邪即去，毋容缓也，此微泻兼补之法也。"新校正云："按甲乙经邪所作以去其邪。"

以并，阴阳相倾[1]，气乱于卫，血逆于经，血气离居，一实一虚。血并于阴，气并于阳，故为惊狂；血并于阳，气并于阴，乃为炅中[2]；血并于上，气并于下，心烦惋善怒；血并于下，气并于上，乱而喜忘。

帝曰：血并于阴，气并于阳，如是血气离居，何者为实，何者为虚？岐伯曰：血气者，喜温而恶寒，寒则泣不能流，温则消而去之[3]，是故气之所并为血虚，血之所并为气虚[4]。

黄帝说：好。关于虚实的症状我已经知道了，但还不了解它是怎样发生的。岐伯说：虚实的发生，是由于邪气与气血相并，阴阳间失去协调而有所偏倾，致气乱于卫，血逆于经，血气各离其所，便形成一虚一实的现象。如血并于阴，气并于阳，则发生惊狂。血并于阳，气并于阴，则发生热中。血并于上，气并于下，则发生心中烦闷而易怒。血并于下，气并于上，则发生精神散乱而善忘。

黄帝说：血并于阴，气并于阳，像这样血气各离其所的病证，怎样是实，怎样是虚呢？岐伯说：血和气都是喜温暖而恶寒冷的，因为寒冷则气血滞涩而流行不畅，温暖则可使滞涩的气血消散流行。所以气所并之处则血少而为血虚，血所并之处则气少而气虚。

帝曰：人之所有者，血与气耳。今夫子乃言血并为虚，气并

---

1　气血以并，阴阳相倾：张景岳："并，偏胜也。倾，倾陷也。气为阳，故乱于卫，血为阴，故逆于经，阴阳不和，则气血离居，故实者偏实，虚者偏虚，彼此倾也。"

2　炅：内热。

3　消而去之：马莳："温则消释而易行。"高士宗："消，不凝也。去，流也。"

4　气之所并为血虚，血之所并为气虚：张景岳："气并于阳则无血，是血虚也；血并于阴则无气，是气虚也。"

为虚，是无实乎？岐伯曰：有者为实，无者为虚，故气并则无血，血并则无气[1]，今血与气相失[2]，故为虚焉。络之与孙脉[3]，俱输于经，血与气并，则为实焉。血之与气，并走于上，则为大厥[4]，厥则暴死，气复反则生，不反则死。

帝曰：实者何道从来，虚者何道从去？虚实之要，愿闻其故。岐伯曰：夫阴与阳，皆有俞会[5]。阳注于阴，阴满之外，阴阳匀平，以充其形，九候若一，命曰平人。夫邪之生也，或生于阴，或生于阳[6]。其生于阳者，得之风雨寒暑；其生于阴者，得之饮食居处、阴阳喜怒。

黄帝说：人身的重要物质是血和气。现在先生说血并的是虚，气并的也是虚，难道没有实吗？岐伯说：多余的就是实，缺乏的就是虚。所以气并之处则血少，为气实血虚，血并之处则气少，血和气各离其所不能相济而为虚。人身络脉和孙脉的气血均输注于经脉，如果血与气相并，就成为实了。譬如血与气并，循经上逆，就会发生"大厥"病，使人突然昏厥如同暴死，这种病如果气血能得

---

1　无血、无气：张景岳："有血无气，是血实气虚也；有气无血，是气实血虚也。"

2　血与气相失：血和气失去了相互联系。

3　络之与孙脉：张志聪："络者，经脉之支别也。孙脉者，乃孙络之脉别经者。"

4　大厥：突然昏倒，中风之类的疾病。

5　皆有俞会：张景岳："俞会，经穴有俞会也。"马莳："六阳经、六阴经，皆有腧穴所会。"

6　生于阴、生于阳：指发病之部位而言。张志聪："外于阳，内为阴。故生于阳者，得之风雨寒暑，气生于阴者，得之饮食居处，阴阳喜怒。"张景岳："风雨寒暑，生于外者，是为外感，故曰阳；饮食居处，阴阳喜怒，生于内也，是谓内伤，故曰阴。"

以及时下行，则可以生，如果气血壅于上而不能下行，就要死亡。

黄帝说：实是通过什么渠道来的？虚又是通过什么渠道去的？形成虚和实的道理，希望能听你讲一讲。岐伯说：阴经和阳经都有俞有会，以互相沟通。如阳经的气血灌注于阴经，阴经的气血盛满则充溢于外，能这样运行不已，保持阴阳平调，形体得到充足的气血滋养，九候的脉象也表现一致，这就是正常的人。凡邪气伤人而发生病变，或发生于阴的内脏，或发生于阳的体表。病生于阳经在表的，都是感受了风雨寒暑邪气的侵袭；病生于阴经在里的，都是由于饮食不节、起居失常、房事过度、喜怒无常所致。

**帝曰：风雨之伤人奈何？岐伯曰：风雨之伤人也，先客于皮肤，传入于孙脉，孙脉满则传入于络脉，络脉满则输于大经脉。血气与邪并客于分腠之间，其脉坚大，故曰实。实者，外坚充满，不可按之，按之则痛。**

**帝曰：寒湿之伤人奈何？岐伯曰：寒湿之中人也，皮肤不收[1]，肌肉坚紧，荣血泣，卫气去，故曰虚。虚者，聂辟气不足[2]，按之则气足以温之，故快然而不痛。**

黄帝说：风雨之邪伤人是怎样的呢？岐伯说：风雨之邪伤人，是先侵入皮肤，由皮肤而传入于孙脉，孙脉满则传入于络脉，络脉满则输注于大经脉。血气与邪气并聚于分肉腠理之间，其脉必坚实而大，所以叫作实证。实证受邪部的表面多坚实充满，不可触按，

---

1　皮肤不收：吴昆："不收者，肌肤虚浮，不收敛也。"张景岳："皮肤不收而为从缓。"意思就是说，皮肤失掉及时收缩的功能。

2　聂辟：王冰："聂，谓褶皱也。"黄帝内经太素、甲乙经作"镊辟"，盖是皮肤松弛而又有皱纹的意思。

按之则痛。

黄帝说：寒湿之邪伤人是怎样的呢？岐伯说：寒湿之邪气伤人，使人皮肤失却收缩功能，肌肉坚紧，营血滞涩，卫气离去，所以叫作虚证。虚证多见皮肤松弛而有皱褶，卫气不足，营血滞涩等，按摩可以致气，使气足能温煦营血，故按摩则卫气充实，营血畅行，便觉得爽快而不疼痛了。

**帝曰：善。阴之生实奈何？岐伯曰：喜怒不节则阴气上逆，上逆则下虚，下虚则阳气走之，故曰实矣。**

**帝曰：阴之生虚奈何？岐伯曰：喜则气下，悲则气消，消则脉虚空，因寒饮食，寒气熏满[1]，则血泣气去，故曰虚矣。**

黄帝说：好。阴分所发生的实证是怎样的呢？岐伯说：人若喜怒不加节制，则使阴气上逆，阴气上逆则必虚于下，阴虚者阳必凑之，所以叫作实证。

黄帝说：阴分所发生的虚证是怎样的呢？岐伯说：人若过度喜乐则气易下陷，过度悲哀则气易消散，气消散则血行迟缓，脉道空虚；若再寒凉饮食，寒气充满于内，血气滞涩而气耗，所以叫作虚证。

**帝曰：经言阳虚则外寒[2]，阴虚则内热，阳盛则外热，阴盛则内寒，余已闻之矣，不知其所由然也。岐伯曰：阳受气于上焦，以温皮肤分肉之间[3]。今寒气在外，则上焦不通，上焦不通，则寒**

---

1　熏满：新校正云："按甲乙经作动藏。"

2　经言：张景岳："经言，引古经语也。经，是指古代的经书。"

3　分肉：皮内近骨之肉，与骨相分者。

气独留于外，故寒栗。

帝曰：阴虚生内热奈何？岐伯曰：有所劳倦，形气衰少[1]，谷气不盛，上焦不行，下脘不通[2]，胃气热，热气熏胸中[3]，故内热。

黄帝说：医经上所说的阳虚则生外寒，阴虚则生内热，阳盛则生外热，阴盛则生内寒，我已听说过了，但不知是什么原因产生的。岐伯说：诸阳之气，均承受于上焦，以温煦皮肤分肉之间，现寒气侵袭于外，使上焦不能宣通，阳气不能充分外达以温煦皮肤分肉，如此则寒气独留于肌表，因而发生恶寒战栗。

黄帝说：阴虚则生内热是怎样的呢？岐伯说：过度劳倦则伤脾，脾虚不能运化，必形气衰少，也不能转输水谷的精微，这样上焦即不能宣发五谷气味，下脘也不能化水谷之精，胃气郁而生热，热气上熏于胸中，因而发生内热。

帝曰：阳盛生外热奈何？岐伯曰：上焦不通利，则皮肤致密，腠理闭塞，玄府不通[4]，卫气不得泄越，故外热。

帝曰：阴盛生内寒奈何？岐伯曰：厥气上逆，寒气积于胸中而不写，不写则温气去[5]，寒独留，则血凝泣[6]，凝则脉不通[7]，其脉

---

1　形气衰少：吴昆："形气，阴气也；衰少，虚也。"

2　上焦不行，下脘不通：高士宗："上焦不能宣五谷行；下脘不能化谷之精，故下脘不通。"

3　热气熏胸中：《甲乙经》无"热气"二字。

4　玄府：即汗孔。按《新校正》云："《甲乙经》及《太素》无玄府二字。"

5　温气：即阳气。

6　凝泣：泣与涩同，沢也。血凝于脉络间，涩沢不能流行也。

7　脉不通：《新校正》云："按《甲乙经》作腠理不通。"备参。

**盛大以涩，故中寒。**

黄帝说：阳盛则生外热是怎样的呢？岐伯说：若上焦不通利，可使皮肤致密，腠理闭塞，汗孔不通，如此则卫气不得发泄散越，郁而发热，所以发生外热。

黄帝说：阴盛则生内寒是怎样的呢？岐伯说：若寒厥之气上逆，寒气积于胸中而不下泄，寒气不泻，则阳气必受耗伤，阳气耗伤，则寒气独留，寒性凝敛，营血滞涩，脉行不畅，其脉搏必见盛大而涩，所以成为内寒。

**帝曰：阴与阳并，血气以并，病形以成，刺之奈何？岐伯曰：刺此者，取之经隧，取血于营，取气于卫，用形哉，因四时多少高下[1]。**

**帝曰：血气以并，病形以成，阴阳相倾，补泻奈何？岐伯曰：写实者，气盛乃内针[2]，针与气俱内，以开其门如利其户[3]；针与气俱出，精气不伤，邪气乃下，外门不闭，以出其疾，摇**

---

1　用形哉，因四时多少高下：吴昆：“言因其形之长短阔狭肥瘦，而施刺法也。”如日月生死谓痏数（缪刺论），多少之谓也；春时俞在颈项，夏时俞在胸胁，秋时俞在肩背，冬时俞在腰股（金匮真言论），高下之谓也；就是根据患者形体长短肥瘦之不同，结合四时的气候，而决定针刺的深浅与多少，以及取穴部位的高下。

2　气盛乃内针：邪气盛才进针。

3　如：而。

**大其道如利其路 [1]，是谓大写，必切而出 [2]，大气乃屈 [3]。**

**帝曰：补虚奈何？岐伯曰：持针勿置 [4]，以定其意，候呼内针，气出针入 [5]，针空四塞 [6]，精无从去。方实而疾针，气入针出，热不得还，闭塞其门，邪气布散，精气乃得存。动气候时，近气不失，远气乃来，是谓追之 [7]。**

黄帝说：阴与阳相并，气与血相并，疾病已经形成时，怎样进行刺治呢？岐伯说：刺治这种疾病，应取其经脉，病在营分的，刺治其血，病在卫分的，刺治其气，同时还要根据病人形体的肥瘦高矮，四时气候的寒热温凉，决定针刺次数的多少、取穴部位的高下。

黄帝说：血气和邪气已并，病已形成，阴阳失去平衡的，刺治应怎样用补法和泻法呢？岐伯说：泻实证时，应在气盛的时候进针，即在病人吸气时进针，使针与气同时入内，刺其腧穴以开邪出之门户，并在病人呼气时出针，使针与气同时外出，这样可使精气不伤，邪气得以外泄；在针刺时还要使针孔不要闭塞，以排泄邪气，应摇大其针孔，而通利邪出之道路，这叫作"大泻"，出针时

---

1　摇大其道如利其路：张志聪："摇大其针孔，如利其所出之道路。"这是针术中的一种推摇法。

2　必切而出：高士宗："切，按也必切而出，谓右手持针，左手必切其穴，而使之外出。"

3　大气：指亢盛的邪气。张景岳："大邪之气。"

4　持针勿置：吴昆："言持针勿使放置也。"

5　气出针入：张景岳："傍呼内针，即气出针入，谓乘其虚而济之也。"

6　针空四塞：空，和"孔"同。针空四塞，是使针与孔穴周围紧密接触。

7　追之：针刺法中补法的术语。

先以左手轻轻切按针孔周围，然后迅速出针，这样亢盛的邪气就可穷尽。

　　黄帝说：怎样补虚呢？岐伯说：以手持针，不要立即刺入，先安定其神气，待病人呼气时进针，即气出针入，针刺入后不要摇动，使针孔周围紧密与针体连接，使精气无隙外泄，当气至而针下时，迅速出针，但要在病人吸气时出针，气入针出，使针下所至的热气不能内还，出针后立即按闭针孔使精气得以保存。针刺候气时，要耐心等待，必俟其气至而充实，始可出针，这样可使已至之气不致散失，远处未至之气可以导来，这叫作补法。

　　**帝曰：夫子言虚实者有十[1]，生于五藏，五藏五脉耳。夫十二经脉皆生其病，今夫子独言五藏，夫十二经脉者，皆络三百六十五节，节有病，必被经脉[2]，经脉之病皆有虚实，何以合之？**

　　**岐伯曰：五藏者，故得六府与为表里，经络支节各生虚实，其病所居随而调之。病在脉，调之血；病在血，调之络[3]；病在气，调之卫；病在肉，调之分肉；病在筋，调之筋；病在骨，调**

---

1　言虚实者有十：马莳："神气血肉志；各有虚实，是计之有十也。"

2　被：吴昆："被，及也。"波及的意思。

3　病在血，调之络：张景岳："痈疽篇：血和即孙脉先满溢，乃注于络脉，而后注于经脉。百病始生篇曰：阳络伤则血外溢，阴络伤则血内溢。本神曰：孙络外溢则经有留血，故病在血者，当调之络也。"

之骨；燔针劫刺其下及与急者[1]；病在骨，焠针药熨[2]；病不知所痛[3]，两跷为上[4]；身形有痛，九候莫病，则缪刺之；痛在于左而右脉病者，巨刺之。必谨察其九候，针道备矣。

黄帝说：先生说虚证和实证共有十种，都是发生于五脏，但五脏只有五条经脉，而十二经脉，每经都能发生疾病，先生为什么只单独谈了五脏？况且十二经脉又都联络三百六十五节，节有病也必然波及经脉，经脉所发生的疾病，又都有虚有实，这些虚证和实证，又怎样和五脏的虚证和实证相结合呢？

岐伯说：五脏和六腑，本有其表里关系，经络和肢节，各有其所发生的虚证和实证，应根据其病变所在，随其病情的虚实变化，给予适当的调治。如病在脉，可以调治其血；病在血，可以调治其络脉；病在气分，可以调治其卫气；病在肌肉，可以调治其分肉间；病在筋，可以调治其筋；病在骨，可以调治其骨。病在筋，亦可用焠针劫刺其病处，与其筋脉挛急之处；病在骨，亦可用焠针和药烫病处；病不知疼痛，可以刺阳跷阴跷二脉；身有疼痛，而九候之脉没有病象，则用缪刺法治之。如果疼痛在左侧，而右脉有病象，则用巨刺法

---

1　燔针劫刺：燔，音凡。燔针劫刺，是燔针刚入人体后，用火烧其针，也就是温针法。吴昆本燔上补"病在筋"三字。注云："凡针者，内针之后，以火燔之煖耳，不必赤也。"急：此处指一种筋瘅病。高士宗："及与急者，谓筋瘅也。"

2　焠针药熨：张景岳："此言焠针者，用火先赤其针而后刺之，不但煖也，寒毒固结，非此不可。"吴昆："药熨者，以药之辛热者熨其处也。筋骨病有浅深之处，故古火治法亦因以异。"

3　病不知所痛：吴昆曰："病不知所痛者，湿瘅为患，而无寒也。故湿胜为瘅，寒胜为痛，今不知所痛，湿瘅阴矣。"

4　两跷为上：张景岳："两跷者，阳跷脉出足太阳之申脉，阴跷脉出足少阴之照海，俱当取之，故曰为上。"两跷：即阴阳跷脉。

刺之。总之，必须详审地诊察九候的脉象，根据病情，运用针刺进行调治。只有这样，针刺的技术才算完备。

# 四时刺逆从论第七

本篇内容首先说明了三阴三阳之六气，内合于五脏，由于六气有太过与不及，五脏又有余不足，四时气候亦有变迁之不同，因此人身血气的所主部位亦各异。在运用针刺法时，就必须按其血气所在而决定针刺部位，如果违反这一点而进行针刺，则会引起各种病变，这些病变，是以"逆从"道理来对比说明的，所以称为"四时刺逆从论"。

三阴三阳之气与人体五脏有着密切的关系，而五脏又随着四时的变化而变化，因而人体随四时的变化气血也有出入变化的规律。本篇指出针刺必须顺应四时变化的原理，违背四时变化而针刺可能导致的各种病变，又指出了因误刺而伤及五脏的不良后果。

**春气在经脉，夏气在孙络，长夏气在肌肉，秋气在皮肤，冬气在骨髓中。**

**帝曰：余愿闻其故？岐伯曰：春者，天气始开，地气始泄，冻解冰释，水行经通，故人气在脉。夏者，经满气溢，入孙络受血，皮肤充实。长夏者，经络皆盛，内溢肌中。秋者，天气始**

收，腠理闭塞，皮肤引急[1]。冬者盖藏，血气在中，内着骨髓，通于五藏。是故邪气者，常随四时之气血而入客也，至其变化不可为度[2]，然必从其经气，辟除其邪[3]，除其邪则乱气不生。

春天人的气血在经脉，夏天人的气血在孙络，长夏人的气血在肌肉，秋天人的气血在皮肤，冬天人的气血在骨髓中。

黄帝说：我想听听其中的道理。岐伯说：春季，天之阳气开始启动，地之阴气也开始发泄，冬天的冰逐渐融化解释，水道通行，所以人的气血也集中在经脉中流行。夏季，经脉中气血充满而流溢于孙络，孙络接受了气血，皮肤也变得充实了。长夏，经脉和络脉中的气血都很旺盛，所以能充分地灌溉润泽于肌肉之中。秋季，天气开始收敛，腠理随之而闭塞，皮肤也收缩紧密起来了。冬季主闭藏，人身的气血收藏在内，聚集于骨髓，并内通于五脏。所以邪气也往往随着四时气血的变化而侵入人体相应的部位，若待其发生了变化，那就难以预测了；但必须顺应四时经气的变化及早进行调治，驱除侵入的邪气，那么气血就不致变化逆乱了。

帝曰：逆四时而生乱气，奈何？岐伯曰：春刺络脉，血气外溢，令人少气；春刺肌肉，血气环逆[4]，令人上气；春刺筋骨，血气内着，令人腹胀。夏刺经脉，血气乃竭，令人解㑊；夏刺肌

---

1 皮肤引急：就是皮肤毛孔收缩的意思。

2 不可为度：古人认为四时气候，各有常度，但其变化则不可为度，所以不可为度就是不能度量的意思。

3 辟除：马莳："闢，辟同。"辟除即祛除之意。

4 环逆：张志聪："环逆者，逆其转环也。"意思就是说不能按照正常的规律循环。

肉，血气内却[1]，令人善恐；夏刺筋骨，血气上逆，令人善怒。秋刺经脉，血气上逆，令人善忘；秋刺络脉，气不卫行，令人卧不欲动；秋刺筋骨，血气内散，令人寒栗。冬刺经脉，血气皆脱，令人目不明；冬刺络脉，内气外泄，留为大痹[2]；冬刺肌肉，阳气竭绝，令人善忘。凡此四时刺者，六经之病，不可不从也；反之，则生乱气相淫病焉。故刺不知四时之经、病之所生，以从为逆，正气内乱，与精相薄，必审九候，正气不乱，精气不转。

帝曰：善。刺五藏，中心一日死，其动为噫；中肝五日死，其动为语；中肺三日死，其动为咳；中肾六日死，其动为嚏欠；中脾十日死，其动为吞。刺伤人五藏必死，其动则依其藏之所变，候知其死也。

黄帝道：针刺违反了四时而导致气血逆乱是怎样的？

岐伯说：春天刺络脉，会使血气向外散溢，使人发生少气无力；春天刺肌肉，会使血气循环逆乱，使人发生上气咳喘；春天刺筋骨，会使血气留着在内，使人发生腹胀。夏天刺经脉，会使血气衰竭，使人疲倦懈惰；夏天刺肌肉，会使血气却弱于内，使人易于恐惧；夏天刺筋骨，会使血气上逆，使人易于发怒。秋天刺经脉，会使血气上逆，使人易于忘事；秋天刺络脉，但人体气血正直内敛而不能外行，所以使人阳气不足而嗜卧懒动；秋天刺筋骨，会使血气耗散于内，使人发生寒战。冬天刺经脉，会使血气虚脱，使人发

---

1　内却：吴昆："令血气却弱，是以善恐。"张志聪："血气盛，却于内矣，阳明脉虚，则恐如人将捕之。"

2　大痹：张志聪："大痹者，藏气虚而邪痹于五藏也。"可见所谓大痹，是由于五脏气血虚弱所致的痹症。

生目视不明；冬天刺络脉，则收敛在内的真气外泄，体内血行不畅而成"大痹"；冬天刺肌肉，会使阳气竭绝于外，使人易于忘事。以上这些四时的刺法，都严重地违背四时变化而导致疾病发生，所以不能不注意顺应四时变化而施刺；否则就会产生逆乱之气，扰乱人体生理功能而生病的呀！所以针刺不懂得四时经气的盛衰和疾病产生的道理，不是顺应四时而是违背四时变化，从而导致正气逆乱于内，邪气便与精气相结聚了。一定要仔细审察九候的脉象，这样进行针刺，正气就不会逆乱了，邪气也不会与精气相结聚了。

黄帝说：讲得好！如果针刺误中了五脏，刺中心脏一天就要死亡，其变动的症状为噫气；刺中肝脏五天就要死亡，其变动的症状为多语；刺中肺脏三天就要死亡，其变动的症状为咳嗽；刺中肾脏六天就要死亡，其变动的症状为喷嚏和哈欠；刺中脾脏十天就要死亡，其变动的症状为吞咽之状等。刺伤了人的五脏，必致死亡，其变动的症状也随所伤之脏而又各不相同，因此可以根据它来测知死亡的日期。

# 卷　二

# 移精变气论第八

本篇内容，是从古今时代不同，说到发病情况不同；而不同疾病的治疗又有难易，医工的学术亦有高下。在这些讨论中，非常重视疾病的早期治疗，以及临证上运用色脉问诊的重要。由于开首是从"古之治病，惟其移精变气，可祝由而已"谈起的，所以篇名就叫作"移精变气论"。

时代不同、生活环境不同，疾病发生的变化也不同。临床诊断时色脉合参，详细问诊并结合四时、五行来综合分析，应当重视观察患者的神色及其对疾病预后的意义。

**黄帝问曰：余闻古之治病，惟其移精变气[1]，可祝由而已[2]。今世治病，毒药治其内，针石治其外，或愈或不愈，何也?**

**岐伯对曰：往古人居禽兽之间，动作以避寒，阴居以避暑，**

---

1　移精变气：王冰："移为移易，变为改变，皆使邪不伤正，精神复强而内守也。"生气通天论曰："圣人传精神，服天气。"上古天真论曰："精神内守，病安从来。"

2　祝由：王冰："祝说病由，不劳针石而已。"祝由：古代求神去疾的一种方法。

**内无眷慕之累，外无伸宦之形[1]，此恬淡之世，邪不能深入也。故毒药不能治其内，针石不能治其外，故可移精祝由而已。**

**当今之世不然，忧患缘其内，苦形伤其外，又失四时之从，逆寒暑之宜。贼风数至，虚邪朝夕，内至五藏骨髓，外伤空窍肌肤，所以小病必甚，大病必死。故祝由不能已也。**

黄帝问道：我听说古时治病，只要对病人移易精神和改变气的运行，用一种祝由的方法，病就可以好了。现在医病，要用药物治其内，针石治其外，疾病还是有好、有不好，这是什么缘故呢？

岐伯回答说：古时候的人们，生活简单，巢穴居处，在禽兽之间追逐生存，寒冷到了，利用活动以除寒冷，暑热来了，就到阴凉的地方避免暑气，在内没有眷恋羡慕的情志牵挂，在外没有奔走求官的劳累形役，这里处在一个安静淡薄、不谋势利、精神内守的意境里，邪气是不可能深入侵犯的。所以既不需要药物治其内，也不需要针石治其外。即使有疾病的发生，亦只要对病人移易精神和改变气的运行，用一种祝由的方法，病就可以好了。

现内则为忧患所牵累，外则为劳苦所形役，又不能顺从四时气候的变化，常常遭受虚邪贼风的侵袭，正气先馁，外邪乘虚而客袭之，内犯五脏骨髓，外伤孔窍肌肤，这样轻病必重，重病必死，所以用祝由的方法就不能医好疾病了。

**帝曰：善。余欲临病人，观死生，决嫌疑，欲知其要，如日月光，可得闻乎？岐伯曰：色脉者，上帝之所贵也，先师之所传也。**

---

1　伸宦：吴昆："求进于官也。"盖即伤寒自序所谓："企踵权豪，孜孜汲汲，惟名利是务。"这是一种形役上的劳苦。

**上古使僦贷季理色脉而通神明[1]，合之金木水火土，四时八风六合[2]，不离其常，变化相移，以观其妙，以知其要。欲知其要，则色脉是矣。**

**色以应日，脉以应月，常求其要，则其要也。夫色之变化，以应四时之脉，此上帝之所贵，以合于神明也，所以远死而近生。生道以长，命曰圣王。**

黄帝道：很好！我想要临诊病人，能够察其死生，决断疑惑，掌握要领，如同日月之光一样心中明了，这种诊法可以讲给我听吗？岐伯曰：在诊法上，色和脉的诊察方法，是上帝所珍重，先师所传授的。

上古有位名医叫僦贷季，他研究色和脉的道理，通达神明，能够联系到金木水火土以及四时、八风、六合，从正常的规律和异常的变化，来综合分析，观察它的变化奥妙，从而知道其中的要领。我们如果想懂得这些要领，就只有研究色脉。

气色是像太阳而有阴晴，脉息是像月亮而有盈亏，从色脉中得其要领，正是诊病的关键。而气色的变化，与四时的脉象是相应的，这是上古帝王所十分珍重的，若能明白原理，心领神会，便可运用无穷。所以他能从这些观察中掌握情况，知道去回避死亡而达到生命的安全。能够做到这样就可以长寿，而人们亦将称奉你为"圣王"了。

---

1　僦贷季：王冰："谓岐伯祖世之师。"盖是古时的医生，相传是荧佑之祖师。

2　八风六合：八风，指八方的风，如东、南、西、北风，东南风，西南风，西北风，东北风。六合，指东、南、西、北、上、下。

中古之治病，至而治之，汤液十日[1]，以去八风五痹之病[2]，十日不已，治以草苏草荄之枝，本末为助[3]，标本已得[4]，邪气乃服。

暮世之治病也，则不然，治不本四时，不知日月[5]，不审逆从，病形已成，乃欲微针治其外，汤液治其内，粗工凶凶[6]，以为可攻，故病未已，新病复起。

中古时候的医生治病，多在疾病一发生就能及时治疗，先用汤液十天，以祛除"八风""五痹"的病邪。如果十天不愈，再用草药治疗。医生还能掌握病情，处理得当，所以邪气就被征服，疾病也就痊愈。

至于后世的医生治病，就不是这样了，治病不能根据四时的变化，不知道阴阳色脉的关系，也不能够辨别病情的顺逆，等到疾病已经形成了，才想用微针治其外，汤液治其内。医术浅薄、工作粗枝大叶的医生，还认为可以用攻法，不知病已形成，非攻可愈，以至原来的疾病没有痊愈，又因为治疗的错误，产生了新的疾病。

帝曰：愿闻要道。岐伯曰：治之要极[7]，无失色脉，用之不

---

1　汤液：即清酒之类。

2　五痹：是皮痹、肉痹、筋痹、骨痹、脉痹五种痹病。

3　治以草苏草荄之枝，本末为助：马蒔："苏者，叶也；荄者，根也；枝者，茎也。荄为本，枝、叶为末，即后世之煎剂也。"

4　标本已得：病人为本，医工为标。标本已得，是指医者的认识处理，与病人的病情变化两相符合。

5　不知日月：张志聪："不认识阴阳色脉也。"

6　粗工凶凶：王冰："粗，谓粗略也；凶凶，谓不料事宜之可否也。"是形容技术不高明的医生，工作粗枝大叶，不能深入考虑问题。

7　要极：极重要的意思。

惑，治之大则。逆从到行，标本不得，亡神失国。去故就新，乃得真人 [1]。

帝曰：余闻其要于夫子矣，夫子言不离色脉，此余之所知也。岐伯曰：治之极于一。帝曰：何谓一？岐伯曰：一者因得之 [2]。帝曰：奈何？岐伯曰：闭户塞牖，系之病者，数问其情，以从其意，得神者昌，失神者亡。帝曰：善。

黄帝道：我愿听听有关临证方面的重要道理。岐伯说：诊治疾病极重要的关键在于不要搞错色脉，能够运用色脉而没有丝毫疑惑，这是临证诊治的最大原则。假使色脉的诊法不掌握，则对病情的顺逆无从理解，而处理亦将有倒行逆施的危险。医生的认识与病情不能取得一致，这样去治病，会损害病人的精神，若用以治国，是要使国家灭亡的！因此暮世的医生，赶快去掉旧习的简陋知识，对崭新的色脉学问要钻研，努力进取，是可以达到上古真人的地步的。

黄帝道：我已听到你讲的这些重要道理了，你说的主要精神不离色脉，这是我已了解的。岐伯说：诊治疾病的关键，还有一个。黄帝道：是什么关键？岐伯说：就是从与病人接触中问得病情。黄帝道：怎样问法？岐伯说：选择一个安静的环境，关好门窗，与病人取得密切联系，耐心细致地询问病情，务使病人毫无顾虑，尽情倾诉，从而得知其中的真情，并观察病人的神色。有神气的，预后良好；没有神气的，预后不良。黄帝说：讲得很好。

---

1　去故就新，乃得真人：张景岳："去故者，去其旧习之陋；就新者，进其日新之功。新而又新，则圣贤可以学至，而得真人之道矣。"

2　因：作由字解。因得之：是谓从间而得其病情。

# 玉版论要篇第九

本篇内容，讨论的是揆度奇恒的运用方法，并举出色脉为例。由于揆度奇恒方法是很好而且是宝贵的，所以"著之玉版"；又由于岐伯对揆度奇恒的道理说得很透彻，所以说"论要毕矣"，因此篇名就叫作"玉版论要篇"。

诊断首先要辨别正常和异常情况，进一步再分别轻重深浅，而给以适当的治疗。对病色出现的部位以及脉与四时的关系，应做详细的分析。"揆度奇恒"的运用，临床上有遵循。

**黄帝问曰：余闻揆度奇恒[1]，所指不同，用之奈何？岐伯对曰：揆度者，度病之浅深也；奇恒者，言奇病也[2]。谓言道之至数[3]，五色脉变，揆度奇恒，道在于一[4]。神转不回，回则不**

---

1　揆度奇恒：度，音 dù，入声；揆度，是衡量和比较。奇，就是异常，恒，就是正常。

2　奇病：就是异常的病。

3　至数：老子注："数，调理数也。"至数，盖谓重要的理数，在这里指的是色脉。

4　道在于一：马莳："一者何也？以人之有神也。"

转，乃失其机[1]。至数之要，迫近已微[2]，著之玉版[3]，命曰合玉机[4]。

黄帝问道：我听说揆度、奇恒的诊法，运用的地方很多，而所指是不同的，究竟怎样运用呢？岐伯回答说：一般来说，揆度用以衡量疾病的深浅。奇恒是用以辨别异于正常的疾病。请允许我从诊病的主要理数说起，五色、脉变、揆度、奇恒等，虽然所指不同，但道理只有一个。就是色脉之间有无神气。人体的气血随着四时的递迁，永远向前运转而不回折。如若回折了，就不能运转，就失去生机了！这个道理很重要，诊色脉是浅近的事，而微妙之处却在于观察神机。把它记录在玉版上，可以与玉机真藏论合参。

客色见上下左右[1]，各在其要[6]。其色见浅者，汤液主治，十日已；其见深者，必齐主治[7]，二十一日已；其见大深者，醪酒主治，百日已。色夭面脱，不治，百日尽已；脉短气绝死[8]，病温虚

1　神转不回，回则不转，乃失其机：王冰：“血气者，神气也。八正神明论曰：血气者，人之神，不可不谨养也。夫血气应顺四时，递迁囚王，循环五气，无相夺伦，则神转不回也。回谓却行也，然血气随王，不合却行，却行则反常，反常则回不转也，回而不转，乃失生气之机矣。”

2　迫近以微：是指色脉的诊察，虽浅近，而微妙却关于神机。

3　玉版：玉石做成之版。

4　合玉机：王冰：“玉机，篇名也。言以此回转之要旨，著之玉版，合同于玉机论文也。”

5　客色：通行本为容色。

6　在：丹波元简：“在，察也，见尔雅释诂。”即诊察。

7　齐：作剂字讲，就是药剂。

8　脉短气绝：脉气短而阳气虚脱。

甚[1]，死。

色见上下左右，各在其要。上为逆，下为从[2]。女子右为逆，左为从；男子左为逆，右为从。易[3]，重阳死，重阴死[4]。阴阳反他[5]，治在权衡相夺[6]，奇恒事也，揆度事也。

面容的五色变化，呈现在上下左右不同的部位，应分别其深浅顺逆之要领。如色见浅的，其病轻，可用五谷汤液调理，约十天就可以了；其色见深的，病重，就必须服用药剂治疗，大约二十一天才可恢复；如果其色过深，则其病更为严重，必定要用药酒治疗，须经过一百天左右，才可痊愈；假如神色枯槁，面容瘦削，就不能治愈，到一百天就要死了。除此以外，如脉气短促而阳气虚脱的，必死；温热病而正气虚极的，亦必死。

面色见于上下左右，必须辨别观察其要领。病色向上移的为逆，向下移的为顺；女子病色在右侧的为逆，在左侧的为顺；男子病色在左的为逆，在右的为顺。如果病色变更，倒顺为逆，那就是重阳、重阴了，重阳、重阴的预后不好就会死。假如到了阴阳相反之际，应尽快衡量其病情，果断地采用适当的方法，使阴阳平衡，这就在于揆度、奇恒的运用了。

---

1　病温虚甚：是指温热病而正气太虚。

2　逆、从：逆是不好，从是顺当。

3　易：是变更。

4　重阳、重阴：王冰："男子（病）色见于左，是曰重阳；女子（病）色见于右，是曰重阴。"

5　阴阳反他：是阴阳相反。阴阳应象大论："阴阳反作。"

6　权衡相夺：就是衡量病势的轻重，而决定采取适当的治疗。张景岳："调度其轻重，而夺之使平。"

**搏脉，痹躄[1]，寒热之交。脉孤为消气[2]，虚泄为夺血[3]。孤为逆，虚为从[4]。**

**行奇恒之法，以太阴始[5]。行所不胜曰逆，逆则死；行所胜曰从，从则活。八风四时之胜，终而复始，逆行一过[6]，不复可数，论要毕矣。**

脉象搏击于指下，是邪盛正衰之象，或为痹证，或为躄证，或为寒热之气交合为病。如脉见孤绝，是阳气损耗；如脉见虚弱，而又兼下泄，为阴血损伤。凡脉见孤绝，预后都不良；脉见虚弱，预后当好。

在诊脉时运用奇恒之法，从手太阴之寸口脉来研究。就所见之脉在四时、五行来说，不胜现象（如春见长夏脉，夏见秋脉）为逆，预后不良。行胜为从，预后良好。至于八风、四时之间的相互胜复，是循环无端，终而复始的，假如四时气候失常，就不能用常理来推断了。至此，则揆度、奇恒之要点都论述完了。

---

1　痹躄：病名，张景岳："痹，顽痹也；躄，音碧，足不能行也。"

2　脉孤为消气：高士宗："脉者血之先，脉孤则阳气内损，故为消气。孤，谓弦、钩、毛、石，少胃气也。"

3　虚泄为夺血：虚泄，是脉虚而兼泄利。夺血，为伤夺了阴血。

4　孤为逆，虚为从：高士宗："脉孤而无胃气，真元内脱，故为逆；虚泄而少血液，则血可渐生，故为从。"

5　以太阴始：是指手太阴肺脉，就是寸口，可以诊得邪正盛衰及气血的虚实。王冰："以气口太阴之脉，定四时之正气。"

6　逆行一过：是四时气候失常的意思。张景岳："设或气令失常，逆行一过，是为回则不转，而至数紊乱无复可以胜计矣。过，失也，喻言人之色脉，一有失调，则奇恒反作，变态百出。"

# 诊要经终论第十

本篇内容，有两个重点：一是谈诊察要道，说明了天地人气之间的相互关系与针刺方法之间的相互关系，并强调"治不本四时，必内伤于五藏"的精神；二是讨论十二经脉终绝的情况，并具体地描写了临终时的证候。因此，这篇篇名就叫作"诊要经终论"。

针刺治疗应结合四时气候，而有轻重深浅的分寸。因为天气、地气、人气是密切关联的。如果违反了这个规律，非但不能愈病，反而会造成不良后果。针刺胸腹部位，要注意避免误伤五脏。只有了解内在脏器的部位以及正确掌握针刺的手法，才能避免医疗事故的发生。

**黄帝问曰：诊要何如？岐伯对曰：正月二月，天气始方[1]，地气始发，人气在肝；三月四月，天气正方，地气定发[2]，人气在**

---

1　方：王冰："方，正也。言天地正发生其万物也。"吴昆："方，谓气方升也，岁方首也，人事方兴也。"

2　正方、定发：王冰："天气正方，以阳气明盛也；地气定发，为万物华而欲实也。"吴昆："正方者，以时正暄也，生物正升也，岁时正兴也。"

脾[1]；五月六月，天气盛，地气高[2]，人气在头；七月八月，阴气始杀，人气在肺；九月十月，阴气始冰，地气始闭，人气在心；十一月十二月，冰复[3]，地气合[4]，人气在肾[5]。

故春刺散俞[6]，及与分理，血出而止，甚者传气，间者环也[7]；夏刺络俞[8]，见血而止，尽气闭环[9]，痛病必下；秋刺皮肤，循理，上下同法，神变而止；冬刺俞窍于分理[10]，甚者直下，间者

---

1　人气在脾：张宛邻："按本文言人气所在，与金匮真言论、四时刺逆从论诸义不同。三月、四月之在脾，九月、十月之在心。尤难曲解，姑依王义说之，以俟知者。"

2　高：上升的意思。

3　冰复：高士宗："复，犹伏也。水冰气伏，故冰复。"

4　合：吴昆："合，闭而密也。"

5　人气在肾：王冰："夫气之变也，故发生于木，长茂于土，盛高而上，肃杀于金，避寒于火，伏藏于水，斯皆随顺阴阳气之升沉也。"

6　散俞：新校正："按四时刺逆从论云：春气在经脉。此散俞即经脉之俞也。又水热穴论云：春取经络分肉。"散俞即散在各经的一般经穴。

7　甚者传气，间者环也：吴昆："病甚者，久留其针，待其传气，日一周天而止。少差而间者，暂留其针，伺其经气环一周身而止。"张景岳："传，布散也；环，周也。病甚者，针宜久留，故必待其传气；病稍间者，但候其气行一周于身，约二刻许可止针也。"

8　络俞：张景岳："谓诸经浮络之穴，以夏气在孙络也。"就是说浅在络脉间的腧穴。

9　尽气闭环：吴昆："扪闭其穴，伺其经气循环一周于身，约二刻许。"张景岳："闭环，谓去针闭穴，须气行一周之顷也。"

10　刺俞窍于分理：张景岳："孔穴之深者曰窍。冬气在骨髓中，故当深取俞窍于分理间也。"张志聪："分理者，分肉之腠理，乃溪谷之会。溪谷属骨，而外连于皮肤。是以春刺分理者，外连皮肤之腠理也；冬刺俞窍于分理者，近筋骨之腠理也。"

散下[1]。

　　黄帝问道：诊病的关键是什么？岐伯回答说：重要点在于天、地、人相互之间的关系。如正月、二月，天气开始有一种生发的气象，地气也开始萌动，这时候的人气在肝；三月、四月，天气正当明盛，地气也正是华茂而欲结实，这时候的人气在脾；五月、六月，天气盛极，地气上升，这时候的人气在头部；七月、八月，阴气开始发生肃杀的现象，这时候的人气在肺；九月、十月，阴气渐盛，开始冰冻，地气也随着闭藏，这时候的人气在心；十一月、十二月，冰冻更甚而阳气伏藏，地气闭密，这时候的人气在肾。

　　由于人气与天地之气皆随顺阴阳之升沉，所以春天的刺法，应刺经脉腧穴，及于分肉腠理，使之出血而止，如病比较重的应久留其针，其气传布以后才出针，较轻的可暂留其针，候经气循环一周，就可以出针了。夏天的刺法，应刺孙络的腧穴，使其出血而止，使邪气尽去，就以手指扪闭其针孔伺其气行一周之顷，凡有痛病，必退下而愈。秋天的刺法应刺皮肤，顺着肌肉之分理而刺，不论上部或下部，同样用这个方法，观察其神色转变而止。冬天的刺法应深取俞窍于分理之间，病重的可直刺深入，较轻的，可或左右上下散布其针，而稍宜缓下。

　　**春夏秋冬，各有所刺，法其所在。春刺夏分，脉乱气微，入淫骨髓，病不能愈，令人不嗜食，又且少气；春刺秋分，筋挛逆气，环为咳嗽，病不愈，令人时惊，又且哭；春刺冬分，邪气着藏，令人胀，病不愈，又且欲言语。**

---

1　直下、散下：王冰：“直下谓直尔下之，散下谓散布下之。”张景岳：“散下，谓或左右上下散布其针，而稍宜缓也。”

**夏刺春分，病不愈，令人解堕[1]；夏刺秋分，病不愈，令人心中欲无言[2]，惕惕如人将捕之[3]；夏刺冬分，病不愈，令人少气，时欲怒[4]。**

春夏秋冬，各有所宜的刺法，须根据气之所在，而确定刺的部位。如果春天刺了夏天的部位，伤了心气，可使脉乱而气微弱，邪气反而深入，浸淫于骨髓之间病就很难治愈，心火微弱，火不生土，又使人不思饮食，而且少气了。春天刺了秋天的部位，伤了肺气，春病在肝，发为筋挛，邪气因误刺而环周于肺，则又发为咳嗽，病不能愈，肝气伤，将使人时惊，肺气伤，且又使人欲哭。春天刺了冬天的部位，伤了肾气，以致邪气深着于内脏，使人胀满，其病不但不愈，肝气日伤，而且使人多欲言语。

夏天刺了春天的部位，伤了肝气，病不能愈，反而使人精力倦怠。夏天刺了秋天的部位，伤了肺气，病不能愈，反而使人肺气伤而声不出，心中不欲言，肺金受伤，肾失其母，故虚而自恐，惕惕然好像被逮捕的样子。夏天刺了冬天的部位，伤了肾气，病不能愈，反而使精不化气而少气，水不涵木而时常要发怒。

**秋刺春分，病不已，令人惕然欲有所为，起而忘之；秋刺夏分，病不已，令人益嗜卧，又且善梦；秋刺冬分，病不已，令人洒洒时寒。**

---

1　解堕：马莳："解，懈同；堕，惰同。"

2　心中欲无言：吴昆："肺主声，刺秋分而伤肺，故欲无言。"

3　惕惕：惊恐貌。吴昆："恐为肾志，肺金受伤，肾失其母，虚而自恐也。"

4　少气，时欲怒：张景岳："夏伤其肾，则精虚不能化气，故令人少气；水亏则木失所养，而肝气益强，故欲怒也。"

**冬刺春分，病不已，令人欲卧不能眠，眠而有见[1]；冬刺夏分，病不愈，气上，发为诸痹；冬刺秋分，病不已，令人善渴。**

秋天刺了春天的部位，伤了肝气，病不能愈，反而使人血气上逆，惕然不宁，且又善忘。秋天刺了夏天的部位，伤了心气，病不能愈，心气伤，火不生土，反而使人嗜卧，心不藏神，又且多梦。秋天刺了冬天的部位，伤了肾气，病不能愈，使人肾不闭藏，血气内散，时时发冷。

冬天刺了春天的部位，伤了肝气，病不能愈，肝气少，魂不藏，使人困倦而又不得安眠，即便得眠，睡中如见怪异等物。冬天刺了夏天的部位，伤了心气，病不能愈，反使人脉气发泄，而邪气闭痹于脉，发为诸痹。冬天刺了秋天的部位，伤了肺气，病不能愈，化源受伤，使人常常作渴。

**凡刺胸腹者，必避五藏。中心者，环死[2]；中脾者，五日死；中肾者，七日死；中肺者，五日死；中膈者，皆为伤中，其病虽愈，不过一岁必死。**

**刺避五藏者，知逆从也。所谓从者，膈与脾肾之处，不知者反之。刺胸腹者，必以布憿着之[3]，乃从单布上刺，刺之不愈，复**

---

1　眠而有见：张景岳："肝藏魂，肝气受伤，则神魂散乱，故令人欲卧不能眠，或眠而有见，谓怪异等物也。"

2　环：吴昆："心为天君，不可伤损，刺者误中其心，则经气环身一周而人死矣。凡人一日一夜，营卫之气五十度周于身，以百刻计之，约二刻经气循环一周也。"又张景岳云："按刺禁论所言五脏死期，尤为群系，但与本节稍有不同。此节止言四藏，独不及肝，必说简耳。"

3　憿：马莳："憿，当作徼（音皎），布巾也。"此处盖有缠绕之意。

刺。刺针必肃，刺肿摇针[1]，经刺勿摇，此刺之道也。

帝曰：愿闻十二经脉之终奈何？岐伯曰：太阳之脉，其终也戴眼[2]，反折，瘛疭[3]，其色白，绝汗乃出[4]，出则死矣。

凡于胸腹之间用针刺，必须注意避免刺伤了五脏。假如中伤了心脏，经气环身一周便死；假如中伤了脾脏，五日便死；假如中伤了肾脏，七日便死；假如中伤了肺脏，五日便死；假如中伤膈膜的，皆为伤中，当时病虽然似乎好些，但不过一年其人必死。

刺胸腹注意避免中伤五脏，主要是要知道下针的逆从。所谓从，就是要明白膈和脾肾等处，应该避开；如不知其部位不能避开，就会刺伤五脏，那就是逆了。凡刺胸腹部位，应先用布巾覆盖其处，然后从单布上进刺。如果刺之不愈，可以再刺，这样就不会把五脏刺伤了。在用针刺治病的时候，必须注意安静严肃，以候其气；如刺脓肿的病，可以用摇针手法以出脓血；如刺经脉的病，就不要摇针。这是刺法的一般规矩。

黄帝问道：请你告诉我十二经气绝的情况是怎样的？岐伯回答说：太阳经脉气绝的时候，病人两目上视，身背反张，手足抽掣，面色发白，出绝汗，绝汗一出，便要死亡了。

---

1　摇针：针刺的一种手法，目的是扩大针孔，以泻其邪气。张景岳："摇大其窍，写之速也。"

2　戴眼：张景岳："戴者，戴于上也，谓目睛仰视而不能转也。"即两目上视，不能转动。

3　反折，瘛疭：身背反张，手足抽掣。马莳："谓手足身体反张。"明理论："瘛，筋脉急也；疭，筋脉缓也。急者则引而缩，缓者则纵而伸，或缩或伸，动而不止，名曰瘛疭。"

4　绝汗：王冰："谓汗暴出而不流，旋覆于也。"盖气将绝则汗出如珠，着身不流；气散则汗出如油，喘而不休。皆为死证，所以称之为绝汗。

少阳终者，耳聋，百节皆纵，目睘绝系[1]。绝系一日半死。其死也，色先青白，乃死矣。

阳明终者，口目动作，善惊，妄言，色黄，其上下经盛，不仁，则终矣。

少阴终者，面黑，齿长而垢[2]，腹胀闭，上下不通，而终矣。

太阴终者，腹胀闭，不得息，善噫，善呕，呕则逆，逆则面赤，不逆则上下不通，不通则面黑，皮毛焦，而终矣。

厥阴终者，中热，嗌干，善溺，心烦，甚则舌卷，卵上缩[3]，而终矣。此十二经之所败也。

少阳经脉气绝的时候，病人耳聋，遍体骨节松懈，两目直视如惊，到了目珠不转，一日半便要死了；临死的时候，面色先见青色，再由青色变为白色，就死亡了。

阳明经脉气绝的时候，病人口眼牵引歪斜而困动，时发惊惕，言语胡乱失常，面色发黄，其经脉上下所过的部分，都表现出盛燥的症状，由盛燥而渐至肌肉麻木不仁，便死亡了。

少阴经脉气绝的时候，病人面色发黑，牙龈收削而牙齿似乎变长，并积满污垢，腹部胀闭，上下不相通，便死亡了。

太阴经脉气绝的时候，腹胀闭塞，呼吸不利，常欲嗳气，并且呕吐，呕则气上逆，气上逆则面赤，假如气不上逆，又变为上下不

---

1　目睘绝系：指两目直视而目系属脑之气已绝。睘：音 qióng。目睘是直视若惊貌。绝系是说眼珠直视不动，不能与目系取得联系，故谓绝系。

2　齿长：张景岳："肾主骨，肾散则骨散，故齿根不固长而垢也。"盖由于牙龈收削而牙齿似乎增长。

3　卵：睾丸。

通，不通则面色发黑，皮毛枯樵而死了。

厥阴经脉气绝的时候，病人胸中发热，咽喉干燥，时时小便，心胸烦躁，渐至舌卷，睾丸上缩，便要死了。以上就是十二经脉气绝败坏的证候。

# 八正神明论第十一

本篇内容有二：一是讨论四时八正、日月星辰的变化，说明它与人体气血虚实和针刺补泻有密切的关系；二是讨论望闻问切，应结合阴阳四时虚实，以分析病情和诊断疾病。由于它讨论了这样两个重点，所以篇名就叫作"八正神明论"。

本篇讨论了早期诊断、早期治疗的重要意义，三部九候的诊断价值。诊断疾病，要把望、闻、问、切四诊结合阴阳四时虚实来加以分析，并要掌握到"形""神"的病变症状。针刺补泻，必须掌握"方""圆"的关键。注意病人形体的肥瘦和营卫气血的盛衰。

**黄帝问曰：用针之服[1]，必有法则焉，今何法何则？岐伯对曰：法天则地，合以天光[2]。**

**帝曰：愿卒闻之。岐伯曰：凡刺之法，必候日月星辰，四时八正之气[3]，气定乃刺之。是故天温日明，则人血淖液而卫气浮[4]，**

---

1　服：训事，意思是指用针的技术。

2　天光：指日月星辰。

3　八正：二分（春分、秋分）、二至（夏至、冬至）、四立藏（立春、立夏、立秋、立冬）。

4　淖：音闹，滑润的意思。

**故血易写，气易行；天寒日阴，则人血凝泣而卫气沉。月始生，则血气始精，卫气始行；月郭满则血气实[1]，肌肉坚；月郭空，则肌肉减，经络虚，卫气去，形独居。是以因天时而调血气也。**

黄帝问道：用针的技术，必然有一定的方法准则，究竟有什么方法，什么准则呢？岐伯回答说：要在一切自然现象的演变中去体会。

黄帝道：愿详尽地了解一下。岐伯说：凡针刺之法，必须观察日月星辰盈亏消长及四时八正之气候变化，方可运用针刺方法。所以气候温和，日色晴朗时，则人的血液流行滑润，而卫气浮于表，血容易泻，气容易行；气候寒冷，天气阴霾，则人的血行也滞涩不畅，而卫气沉于里。月亮初生的时候，血气开始流利，卫气开始畅行；月正圆的时候，则人体血气充实，肌肉坚实；月黑无光的时候，肌肉减弱，经络空虚，卫气衰减，形体独居。所以要顺着天时而调血气。

**是以天寒无刺，天温无疑，月生无写，月满无补，月郭空无治，是谓得时而调之。因天之序，盛虚之时，移光定位，正立而待之[2]。**

**故曰：月生而写，是谓脏虚；月满而补，血气扬溢，络有留血，命曰重实；月郭空而治，是谓乱经。阴阳相错，真邪不别，沉以留止，外虚内乱，淫邪乃起。**

因此天气寒冷，不要针刺；天气温和，不要迟缓；月亮初生的

---

1　郭：轮廓的意思。

2　移光定位，正立而待之：是古代天文学家用圭表测量日影的长短，以定时序的方法。

时候，不可用泻法；月亮正圆的时候，不可用补法；月黑无光的时候，不要针刺。这就是所谓顺着天时而调治气血的法则。因天体运行有一定顺序，故月亮有盈亏盛虚，观察日影的长短，可以定四时八正之气。

所以说：月牙初生时而泻，就会使内脏虚弱；月正圆时而补，使血气充溢于表，以致络脉中血液留滞，这叫作重实；月黑无光的时候用针刺，就会扰乱经气，叫作乱经。这样的治法必然引起阴阳相错，真气与邪气不分，使病变反而深入，致卫外的阳气虚竭，内守的阴气紊乱，淫邪就要发生了。

**帝曰：星辰八正何候？岐伯曰：星辰者，所以制日月之行也；八正者，所以候八风之虚邪以时至者也；四时者，所以分春秋冬夏之气所在以时调之也。八正之虚邪而避之勿犯也。以身之虚而逢天之虚，两虚相感，其气至骨，入则伤五藏，工候救之[1]，弗能伤也，故曰天忌不可不知也。**

黄帝道：星辰八正观察些什么？岐伯说：观察星辰的方位，可以定出日月循行的度数。观察八节常气的交替，可以测出异常八方之风，是什么时候来的，是怎样为害于人的。观察四时，可以分别春夏秋冬正常气候之所在，以便随时序来调养，可以避免八方不正之气候，不受其侵犯。假如虚弱的体质，再遭受自然界虚邪贼风的侵袭，两虚相感，邪气就可以侵犯筋骨，再深入一步，就可以伤害五脏。懂得顺应气候变化治病的医生，就能及时挽救病人，不至于使病人受到严重的伤害。所以说天时的宜忌，不可不知。

---

1 工：指医生。

帝曰：善。其法星辰者，余闻之矣，愿闻法往古者。岐伯曰：法往古者，先知针经也[1]，验于来今者，先知日之寒温、月之虚盛，以候气之浮沉，而调之于身，观其立有验也。观其冥冥者，言形气荣卫之不形于外，而工独知之，以日之寒温、月之虚盛、四时气之浮沉，参伍相合而调之，工常先见之，然而不形于外，故曰观于冥冥焉。通于无穷者，可以传于后世也，是故工之所以异也，然而不形见于外，故俱不能见也。视之无形，尝之无味，故谓冥冥，若神仿佛。

黄帝道：讲得好！关于取法于星辰的道理，我已经知道了，希望你讲讲怎样效法于前人？岐伯说：要取法和运用前人的学术，先要懂得《针经》。要想把古人的经验验证于现在，必先要知道日之寒温，月之盈亏，四时气候的浮沉，而用以调治于病人，就可以看到这种方法是确实有效的。所谓观察其冥冥，就是说荣卫气血的变化虽不显露于外，而医生却能懂得，他从日之寒温、月之盈亏、四时气候之浮沉等，进行综合分析，做出判断，然后进行调治。因此医生对于疾病，每有先见之明，然而疾病并未显露于外，所以说这是观察于冥冥。能够运用这种方法，通达各种事理，他的经验就可以流传于后世，这是学识经验丰富的医生不同于一般人的地方。然而病情是不显露在表面的，所以一般人都不容易发现，看不到形迹，尝不出味道，所以叫作冥冥，好像神灵一般。

虚邪者，八正之虚邪气也。正邪者，身形若用力，汗出，腠理开，逢虚风，其中人也微，故莫知其情，莫见其形。

---

[1] 针经：有人认为即灵枢。

上工救其萌牙，必先见三部九候之气，尽调不败而救之，故曰上工。下工救其已成，救其已败，救其已成者，言不知三部九候之相失，因病而败之也，知其所在者，知诊三部九候之病脉处而治之，故曰守其门户焉，莫知其情，而见邪形也。

虚邪，就是四时八节的虚邪贼风。正邪，就是人在劳累时汗出腠理开，偶尔遭受虚风。正邪伤人轻微，没有明显的感觉，也无明显病状表现，所以一般医生观察不出病情。

技术高明的医生，在疾病初起，三部九候之脉气都调和而未败坏之时，就给以早期救治，所以称为"上工"。"下工"临证，是要等疾病已经形成，甚或至于恶化阶段，才进行治疗。所以说下工要等到病成阶段才能治疗，是因为不懂得三部九候的相得相失，致使疾病发展而恶化了。要明了疾病之所在，必须从三部九候的脉象中详细诊察，知道疾病的变化，才能进行早期治疗。所以说掌握三部九候，好像看守门户一样的重要，虽然外表尚未见到病情，而医者已经知道疾病的形迹了。

帝曰：余闻补泻，未得其意。岐伯曰：写必用方，方者，以气方盛也，以月方满也，以日方温也，以身方定也，以息方吸而内针[1]，乃复候其方吸而转针[2]，乃复候其方呼而徐引针[3]，故曰写必用方，其气而行焉。

补必用员。员者，行也，行者，移也，刺必中其荣[4]，复以吸

---

1　内针：内，同纳。内针，即进针。

2　转针：捻转针。

3　引针：拔出针。

4　荣：同荥，重要的经穴。

排针也 [1]。故员与方，非针也。

**故养神者，必知形之肥瘦、荣卫血气之盛衰。血气者，人之神，不可不谨养。**

黄帝道；我听说：针刺有补泻二法，不懂得它的意义。岐伯说：泻法必须掌握一个"方"字。所谓"方"，就是正气方盛，月亮方满，天气方温和，身心方稳定的时候，并且要在病人吸气的时候进针，再等到他吸气的时候转针，还要等他呼气的时候慢慢地拔出针来。所以说泻必用方，才能发挥泻的作用，使邪气泻去而正气运行。

补法必须掌握一个"圆"字。所谓"圆"，就是行气。行气就是导移其气以至病所，刺必要中其经穴，还要在病人吸气时拔针。所谓"圆"与"方"，并不是指针的形状。

一个技术高超有修养的医生，必须明了病人形体的肥瘦，营卫血气的盛衰。因为血气是人之神的物质基础，不可不谨慎地保养。

**帝曰：妙乎哉论也！合人形于阴阳四时虚实之应、冥冥之期，其非夫子，孰能通之？然夫子数言形与神，何谓形？何谓神？愿卒闻之。**

**岐伯曰：请言形。形乎形，目冥冥，问其所病，索之于经，慧然在前，按之不得，不知其情，故曰形。**

黄帝道：多么奥妙的论述啊！把人身变化和阴阳四时虚实联系起来，这是非常微妙的结合，要不是先生，谁能够弄得懂呢！然而先生屡次说道形与神，究竟什么叫形？什么叫神？请你详尽地讲一讲。

---

1　排针：排是除的意思，排针是排除其针。

　　岐伯说：请让我先讲形。所谓形，就是反映于外的体征，体表只能察概况，但只要问明发病的原因，再仔细诊察经脉变化，则病情就清楚地摆在面前，要是按寻之仍不可得，那么便不容易知道他的病情了，因外部有形迹可察，所以叫作形。

　　**帝曰：何谓神？岐伯曰：请言神。神乎神，耳不闻，目明心开而志先，慧然独悟，口弗能言，俱视独见，适若昏，昭然独明，若风吹云，故曰神。三部九候为之原，九针之论不必存也。**

　　黄帝道：什么叫神？岐伯说：请让我再讲神。所谓神，就是望而知之，耳朵虽然没有听到病人的主诉，但通过望诊，眼中就明了它的变化，亦已心中有数，先得出这一疾病的概念，这种心领神会的速度独悟，不能用言语来形容；有如观察一个东西，大家没有看到，但他能运用望诊，就能够独自看到；有如在黑暗之中，大家都很昏黑，但他能运用望诊，就能够昭然独明，好像风吹云散，所以叫作神。诊病时，若以三部九候为本原，就不必拘守九针的理论了。

# 真邪论第十二

本篇内容讨论真气与邪气之离合，如真气与邪气尚未结合，应及早用泻，病可立已；若真气与邪气已经结合，应诊察三部九候之盛虚而调之。由于希望达到早期治疗的要求，所以又详细地讨论了针刺补泻的宜忌与方法。但要能治病，必先识病，所以又强调了三部九候诊察方法的重要。但总的精神是说明真邪离合于临证上应密切注意，所以篇名就叫作"离合真邪论"。

病邪初入人体，真邪未合，未有定处，及早治疗，可以使病尽早痊愈。要注意针刺补泻的宜忌和操作方法。要能治病，必先识病。医生运用针刺，一定要懂得三部九候的诊法，结合天地阴阳来分析病情，认识疾病（新校正云：按全元起本在第一卷，名经合，第二卷重出，名真邪论）。

**黄帝问曰：余闻《九针》九篇，夫子乃因而九之，九九八十一篇，余尽通其意矣。经言气之盛衰，左右倾移，以上调下，以左调右[1]，有余不足，补泻于荥输，余知之矣。此皆荣卫之倾移，虚实之所生，非邪气从外入于经也。余愿闻邪气之在经**

---

1　以上调下，以左调右：是针灸的治疗法则。

也，其病人何如，取之奈何。

**岐伯对曰：夫圣人之起度数，必应于天地，故天有宿度[1]，地有经水，人有经脉。**

黄帝问道：我听说《九针》有九篇文章，而先生又从九篇上加以发挥，演绎成为九九八十一篇，我已经完全领会它的精神了。《针经》上说的气之盛衰，左右偏盛，取上以调下，取左以调右，有余不足，在荥输之间进行补泻，我亦懂得了。这些变化，都是由于荣卫的偏盛、气血虚实而形成的，并不是邪气从侵入经脉而发生的病变。我现在希望知道邪气侵入经脉之时，病人的症状怎样？又怎样来治疗？

岐伯回答说：一个有修养的医生，在制定治疗法则时，必定体察于自然的变化。如天有宿度，地有江河，人有经脉，其间是互相影响，可以比类而论的。

**天地温和，则经水安静；天寒地冻，则经水凝泣；天暑地热，则经水沸溢；卒风暴起，则经水波涌而陇起[2]。**

**夫邪之入于脉也，寒则血凝泣，暑则气淖泽，虚邪因而入客，亦如经水之得风也，经之动脉，其至也亦时陇起。其行于脉中循循然。其至寸口中手也，时大时小，大则邪至，小则平。其行无常处，在阴与阳，不可为度，从而察之，三部九候，卒然逢**

---

1　宿度：宿，星宿。古代天文学按星宿的位置划周天为三百六十五度，谓之"宿度"。

2　陇：同隆。

**之，早遏其路<sup>1</sup>。**

如天地之气温和，则江河之水安静平稳；天气寒冷，则水冰地冻，江河之水凝涩不流；天气酷热，则江河之水沸腾洋溢；要是暴风骤起，则使江河之水波涛汹涌。

因此病邪侵入了经脉，寒则使血行滞涩，热则使血气滑润流利，要是虚邪贼风侵入，也就像江河之水遇到暴风一样，经脉的搏动出现波涌隆起的现象。虽然血气同样依次在经脉中流动，但在寸口处按脉，指下就感到时大时小，大即表示病邪盛，小即表示病邪退，邪气运行，没有一定的位置，或在阴经或在阳经，就应该进一步，用三部九候的方法检查，一旦察之邪气所在，应及早治疗，以阻止它的发展。

**吸则内针，无令气忤<sup>2</sup>，静以久留，无令邪布；吸则转针，以得气为故<sup>3</sup>；候呼引针，呼尽乃去。大气皆出，故命曰写。**

治疗时应在吸气时进针，进针时勿使气逆，进针后要留针静候其气，不让病邪扩散；当吸气时转捻其针，以得气为目的；然后等病人呼气的时候，慢慢地起针，呼气尽时，将针取出。这样，大邪之气尽随针外泄，所以叫作泻。

**帝曰：不足者补之奈何？岐伯曰：必先扪而循之<sup>4</sup>，切而散**

---

1 卒然逢之，早遏其路：王冰："逢谓逢遇，遏谓遏绝。三部之中，九候之位，卒然逢遇，当按而止之，既而写之，径路既绝，则大邪之气无能为也。"

2 忤：音 wǔ，逆的意思。

3 得气：针灸术语，是进针后发生酸麻感的反应。

4 扪而循之：扪，音 mēn。扪而循之，是循着穴位抚摸，使皮肤舒缓。

之[1]，推而按之[2]，弹而怒之[3]，抓而下之[4]，通而取之[5]，外引其门，以闭其神[6]。呼尽内针，静以久留，以气至为故，如待所贵，不知日暮。其气以至[7]，适而自护，候吸引针，气不得出，各在其处。推阖其门，令神气存。大气留止，故命曰补。

黄帝道：不足之虚证怎样用补法？岐伯说：首先用手抚摸穴位，然后以之按压穴位，再用手指揉按周围肌肤，进而用手指弹其穴位，令脉络怒张，左手按闭孔穴，不让正气外泄。进针方法，是在病人呼气将尽时进针，静候其气，稍久留针，以得气为目的。进针候气，要像等待贵客一样，忘掉时间的早晚，当得气时，要好好保护，等病人吸气时候，拔出其针，那么气就不至外出了；出针以后，应在其孔穴上揉按，使针孔关闭，真气存内，大经之气留于营卫而不泄，这便叫作补。

帝曰：候气奈何？岐伯曰：夫邪去络入于经也，舍于血脉之中，其寒温未相得，如涌波之起也，时来时去，故不常在。

故曰方其来也，必按而止之，止而取之，无逢其冲而写之[8]。

---

1　切而散之：马莳："谓以指切撖其穴，使气之布散也。"

2　推而按之：张景岳："以指揉按其肌肤，欲针道之流利也。"

3　弹而怒之：以手指弹动穴位，使病人集中注意力，气能随至。

4　抓而下之：掐正了穴位进针。

5　通而取之：等气脉流通，而取出其针。

6　外引其门，以闭其神：门，指穴空；神，指经气。外引其门，以闭其神，即右手拔针，左手随即按闭进气的孔穴，使针孔周围皮肤回复原位，遮盖针孔不让真气外泄。

7　以：同已。

8　无逢其冲：甲乙经逢作迎。高士宗："邪气冲突，宜避其锐。"

真气者，经气也。经气太虚，故曰其来不可逢，此之谓也。

故曰候邪不审，大气已过，写之则真气脱，脱则不复，邪气复至[1]，而病益蓄，故曰其往不可追[2]，此之谓也。

黄帝道：对邪气怎样诊候呢？岐伯说：当邪气从络脉而进入经脉，留舍于血脉之中，这是邪正相争，或寒或温，真邪尚未相合，所以脉气波动，忽起忽伏，时来时去，无有定处。

所以说诊得邪气方来，必须按而止之，阻止它的发展，用针泻之，但不要正当邪气冲突时用泻法，反使经气大虚，所以说气虚的时候不可用泻，就是指此而言。

因此，诊候邪气而不能审慎，当大邪之气已经过去，而用泻法，则反使真气虚脱，真气虚脱，则不能恢复，而邪气益甚，那病更加重了。所以说，邪气已经随经而去，不可再用泻法，就是指此而言。

不可挂以发者[3]，待邪之至时而发针写矣。若先若后者，血气已虚，其病不可下[4]，故曰：知其可取如发机，不知其取如扣椎[5]。故曰：知机道者，不可挂以发，不知机者，扣之不发，此之谓也。

帝曰：补泻奈何？岐伯曰：此攻邪也。疾出以去盛血，而复其真气。此邪新客，溶溶未有定处也[6]，推之则前，引之则止，逆

---

1　邪气复至：复，甲乙经作益。

2　其往不可追：张景岳："小针解曰：其往不可追者，气虚不可写也。"

3　不可挂以发：是间不容发的意思，也就是说掌握时间，不能稍有迟疑。

4　其病不可下：高士宗："下，犹退也。"

5　扣椎：张景岳："椎，木椎也。顽钝准入，如扣椎之难也。"

6　溶溶：张景岳："溶溶，流动貌。"

**而刺之，温血也[1]。刺出其血，其病立已。**

阻止邪气，使用泻法，是间不容发的事，须待邪气初到的时候，随即下针去泻，在邪至之前，或在邪去之后用泻法，都是不适时的，非但不能去邪，反使血气受伤，病就不容易退了。所以说，懂得用针的，像拨动弩机一样，机智灵活，不善于用针的，就像敲击木椎，顽钝不灵了。识得机宜的，一刹那都毫不迟疑，不知机宜的，纵然时机已到，亦不会下针，就是指此而言。

黄帝道：怎样进行补泻呢？岐伯说：应以攻邪为主。及时刺出盛血，以恢复正气，因为病邪刚刚侵入，流动未有定处，推之则前进，引之则留止，迎其气而泻之，以出其毒血，血出之后，病就立即会好。

**帝曰：善。然真邪以合，波陇不起，候之奈何？**

**岐伯曰：审扪循三部九候之盛虚而调之，察其左右上下相失及相减者，审其病藏以期之。不知三部者，阴阳不别，天地不分。地以候地，天以候天，人以候人，调之中府[2]，以定三部。故曰刺不知三部九候病脉之处，虽有大过且至，工不能禁也。**

**诛罚无过[3]，命曰大惑[4]，反乱大经[5]，真不可复，用实为虚，以邪为真，用针无义，反为气贼。夺人正气，以从为逆，荣卫散**

---

1　温血：吴昆："温血，毒血也。"

2　中府：吴昆："中府，胃也，土主中宫，故曰中府。谓之中府者，言三部九候，皆以冲和胃气调息之。"

3　诛罚无过：不掌握泻的方法，不当泻而泻之，反伤正气，称之诛罚无过。

4　惑：迷乱也。

5　大经：五脏六腑的大经脉。

乱，真气已失，邪独内著，绝人长命，予人天殃，不知三部九候，故不能久长。因不知合之四时五行，因加相胜，释邪攻正，绝人长命。邪之新客来也，未有定处，推之则前，引之则止，逢而写之，其病立已。

黄帝道：讲得好！假如到了病邪和真气并合以后，脉气不现波动，那么怎样诊察呢？

岐伯说：仔细审察三部九候的盛衰虚实而调治。检查的方法，在它左右上下各部分，观察有无不相称或特别减弱的地方，就可以知道病在哪一藏府，待其气至而刺之。假如不懂得三部九候，则阴阳不能辨别，上下也不能分清，更不知道从下部脉以诊察下，从上部脉以诊察上，从中部脉以诊察中，结合胃气多少有无来决定疾病在哪一部。所以说，针刺而不知三部九候以了解病脉之处，则虽然有大邪为害，这个医生也没有办法来事先防止的。

如果诛罚无过，不当泻而泻之，这就叫作"大惑"，反而扰乱藏府经脉，使真气不能恢复，把实证当作虚证，邪气当作真气，用针毫无道理，反助邪气为害，剥夺病人正气，使顺症变成逆症，使病人荣卫散乱，真气散失，邪气独存于内，断送病人的性命，给人家带来莫大的祸殃。这种不知三部九候的医生，是不能够久长的，因为不知配合四时五行因加相胜的道理，会放过了邪气，伤害了正气，以致断绝病人性命。病邪新侵入人体，没有定着一处，推它就向前，引它就阻止，迎其气而泻之，其病是立刻可以好的。

# 标本病传论第十三

本篇内容论述疾病有标本，刺法有逆从，以及疾病之传变变化如何预测死生。因其所论证的问题分标本和病传两个部分，故称"标本病传论"。

身体的病变会在人体有所表现，这就是所谓的"标"，"本"则指的是病因、病机。治疗原则上先治本后治标，甚至治本无须治标，但在标病危急的情况下则先标后本。

黄帝问曰：病有标本，刺有逆从[1]，奈何？岐伯对曰：凡刺之方，必别阴阳[2]，前后相应[3]，逆从得施[4]，标本相移[5]，故曰：有其在

1　病有标本，刺有逆从：马莳："标者，病之后生；本者，病之先成，此乃病体之不同也。逆者，如病在本而求之于标，病在标而求之于本；从者，如在本求本，在标求标，此乃法治之不同也。"

2　必别阴阳：张景岳："阴阳二字，所包者广，如经络时令，气血疾病，无所不在。"按即无论在藏府经络时令气血，都有阴和阳的分别。

3　前后相应：马莳："前后者，背腹也，其经络互相为应。"吴昆："谓经穴前后，刺之气相应也。"张志聪："谓有先病后病也。"

4　逆从得施：吴昆："逆者反治，从者正治。得施，谓施治无失也。"即施行逆治、从治。

5　标本相移：吴昆："刺者，或取于标，或取于本，互相移易。"意思是说，标病与本病的治疗，其先后次序没有固定的，如标病重则先治标，本病重则先治本，视具体情况，可以相互转移的。

标而求之于标，有其在本而求之于本，有其在本而求之于标，有其在标而求之于本。故治有取标而得者，有取本而得者，有逆取而得者，有从取而得者。故知逆与从，正行无问[1]，知标本者，万举万当，不知标本，是谓妄行。

夫阴阳、逆从、标本之为道也，小而大，言一而知百病之害[2]，少而多，浅而博，可以言一而知百也，以浅而知深，察近而知远。言标与本，易而勿及[3]。治反为逆，治得为从[4]。

黄帝问道：疾病有标和本的分别，刺法有逆和从的不同，是怎么回事？岐伯回答说：大凡针刺的准则，必须辨别其阴阳属性，联系其前后关系，恰当地运用逆治和从治，灵活地处理治疗中的标本先后关系。所以说有的病在标就治标，有的病在本就治本，有的病在本却治标，有的病在标却治本。在治疗上，有治标而缓解的，有治本而见效的，有逆治而痊愈的，有从治而成功的。所以懂得了逆治和从治的原则，便能进行正确的治疗而不必疑虑；知道了标本之间的轻重缓急，治疗时就能万举万当；如果不知标本，那就是盲目行事了。

关于阴阳、逆从、标本的道理，看起来很小，而应用的价值却很大，所以谈一个阴阳标本逆从的道理，就可以知道许多疾病的利

---

1　正行无问：马蒔："乃正行之法，而不必问之于人也。"

2　言一而知百病之害：高士宗："言一标本逆从，而知百病之害。"

3　易而勿及：就是说标本的道理，是容易理解的，但临床上运用起来，并不是那么简单。

4　治反为逆，治得为从：张景岳："得，相得也，犹言顺也。"高士宗："不知标本，治之相反，则为逆；识其标本，治之得宜，始为从。"也就是说，逆其病情而治为逆治，顺其病情而治为从治。

害关系；由少可以推多，执简可以驭繁，所以一句话可以概括许多事物的道理。从浅显入手可以推知深微，观察目前的现象可以了解它的过去和未来。不过，讲标本的道理是容易的，可运用起来就比较难了。迎着病邪而泻的方法就是"逆"治，顺应经气而补的方法就是"从"治。

先病而后逆者治其本[1]，先逆而后病者治其本；先寒而后生病者治其本，先病而后生寒者治其本；先热而后生病者治其本，先热而后生中满者治其标；先病而后泄者治其本，先泄而后生他病者治其本，必先调之，乃治其他病；先病而后先中满者治其标[2]，先中满而后烦心者治其本。

人有客气，有固气[3]。小大不利治其标，小大利治其本[4]。病发而有余，本而标之，先治其本，后治其标；病发而不足，标而本之，先治其标，后治其本。谨察间甚[5]，以意调之，间者并行[6]，甚

---

1　先病而后逆者治其本：马莳："凡先生病，而后病势逆者，必先治其初病之为本。"

2　先病而后先中满者治其标：张景岳："诸病皆先治本，而惟中满者，先治其标。盖以中满为病，其邪在胃，胃者藏府之本也，胃满则药食之气不能行，而藏府皆失所禀，故先治此者，亦所以治本也。"

3　人有客气，有固气：通行本"固气"作"同气"，按诸注家对客气同气解释各不相同而且很多牵强，编者认为仍按古本"同"作"固"较妥。客气即指新受之邪气，固气即原在体内之邪气，先受病为本，后受病为标，则客气为标，固气为本，本句有承上启下之义。

4　小大不利治其标：就是说大小便不通利，是危急的证候，应当先治其标症。

5　间甚：是指浅深轻重，间是清浅，甚为深重。

6　并行：可以和其他病证一同治疗，也就是标本同治。

**者独行 [1]。先小大不利而后生病者治其本。**

先患某病而后发生气血逆适的，先治其本；先气血逆乱而后生病的，先治其本。先有寒而后生病的，先治其本；先有病而后生寒的，先治其本。先有热而后生病的，先治其本；先有热而后生中满腹胀的，先治其标。先有某病而后发生泄泻的，先治其本；先有泄泻而后发生疾病的，先治其本。必须先把泄泻调治好，然后再治其他病。先患某病而后发生中满腹胀的，先治其标；先患中满腹胀而后出现烦心的，先治其本。

人体疾病过程中有客气和固气的相互作用，凡是出现了大小便不利的，先通利大小便以治其标；大小便通利则治其本病。疾病发作表现为有余，就用"本而标之"的治法，即先祛邪以治其本，后调理气血、恢复生理功能以治其标；疾病发作表现为正气不足，就用"标而本之"的治法，即先固护正气防止虚脱以治其标，后祛除邪气以治其本。总之，必须谨慎地观察疾病的轻重深浅和缓解期与发作期中标本缓急的不同，用心调理；凡病轻的，缓解期的，可以标本同治；凡病重的，或发作期，应当采用专一的治本或治标的方法。另外，如果先有大小便不利而后并发其他疾病的，应当先治其本病。

**夫病传者，心病先心痛，一日而咳 [2]，三日胁支痛 [3]，五日闭塞**

---

1　独行：是单独进行治疗，不能和其他病兼治，也就是或治标或治本。

2　一日而咳：马莳注："一日传之于肺，即发为咳，以肺之变动为咳也。"即火克金的征象。

3　三日胁支痛：马莳注："一日又三日则四日矣。胁支痛，以肝脉循胁肋也。"即金克木的征象。

不通，身痛体重[1]。三日不已，死[2]，冬夜半，夏日中[3]。

肺病喘咳，三日而胁支满痛，一日身重体痛，五日而胀。十日不已，死，冬日入，夏日出[4]。

肝病头目眩、胁支满，三日体重身痛，五日而胀；三日腰脊少腹痛，胫酸。三日不已，死，冬日入，夏早食[5]。

脾病身痛体重，一日而胀，二日少腹腰脊痛，胫酸；三日背膂筋痛，小便闭[6]。十日不已，死，冬人定，夏晏食[7]。

大凡疾病的传变，心病先发心痛，过一日病传于肺而咳嗽；再过三日病传入肝而胁肋胀痛；再过五日病传入脾而大便闭塞不通、身体疼痛沉重；再过三日不愈，就要死亡；冬天死于半夜，夏天死于中午。

肺病先发喘咳，三日不好则病传于肝，则胁肋胀满疼痛；再过一日病邪传脾，则身体沉重疼痛；再过五日病邪传胃，则发生腹胀；再

---

1　五日闭塞不通，身痛体重：马莳注：四日又五日则九日矣，以肝不运化，及脾主肌肉而肉病也。即木克土的征象。

2　三日不已，死：马莳注："九日又三日则十二日矣，其病不已则死。"

3　冬夜半，夏日中：冬天的半夜心火衰弱至极，夏天的中午心火亢盛至极，都会死亡。

4　冬日入：指冬天太阳落的时候——酉时。夏日出：指夏天太阳出的时候——寅时。

5　冬日入，夏早食：冬日入在申时，因金旺木衰，安得不死；夏天早餐大都在卯时，木旺之际，肝病无能当令，肝即气绝而死。

6　三日背膂筋痛，小便闭：肾与膀胱为表里关系，肾病传于膀胱府，出现脊背筋痛、小便不通的膀胱病变。背膂，马莳："肾自传于膀胱府，故背膂筋痛，小便自闭。"

7　人定、晏食：高士宗："冬之人定在戌。"晏食即晚餐，夏天晚餐大都在戌时，土当旺而不旺，故气绝。

过十日不愈，就要死亡；冬天死于日落之时，夏天死于日出之时。

肝病则先头疼目眩，胁肋胀满，三日后病传于脾而身体沉重疼痛；再过五日病传于胃，产生腹胀；再过三日病传于肾，产生腰脊少腹疼痛，腿胫发酸；再过三日不愈，就要死亡；冬天死于日落之时，夏天死于吃早饭的时候。

脾病则先身体沉重疼痛，一日后病邪传于胃，发生腹胀；再过二日病邪传于肾，发生少腹腰椎疼痛，腿胫发酸；再过三日病邪入膀胱，发生背脊筋骨疼痛，小便不通；再过十日不愈，就要死亡；冬天死于人定时分，夏天死于晏食时间。

**肾病少腹腰脊痛，骱酸，三日背膂筋痛，小便闭，三日腹胀，三日两胁支痛。三日不已，死，冬大晨[1]，夏晏晡[2]。**

**胃病胀满，五日少腹腰脊痛，骱酸，三日背膂筋痛，小便闭，五日身体重。六日不已，死，冬夜半后[3]，夏日昳[4]。**

**膀胱病小便闭，五日少腹胀，腰脊痛，骱酸，一日腹胀，一日身体痛。二日不已，死，冬鸡鸣[5]，夏下晡[6]。**

**诸病以次是相传如是者，皆有死期，不可刺。间一藏止，及至三四藏者，乃可刺也。**

肾病则先少腹腰脊疼痛，腿胫发酸，三日后病邪传入膀胱，发

---

1　大晨：马莳："冬之大晨在寅末。"就是天亮的时候。

2　晏晡：吴昆："夏晏晡，戌也。"就是黄昏的时候。

3　夜半后：即子时以后。

4　日昳：就是午后。夏日昳就是夏天午后。

5　鸡鸣：马莳："冬之鸡鸣在丑。"即半夜后。

6　下晡：吴昆："夏下晡，未也。"即午后。

生背脊筋骨疼痛，小便不通；再过三日病邪传于胃，产生腹胀；再过三日病邪传于肝，发生两胁胀痛；再过三日不愈，就要死亡；冬天死于天亮，夏天死于黄昏。

胃病则心腹部胀满，五日后病邪传于肾，发生少腹腰脊疼痛，腿胫发酸；再过三日病邪传入膀胱，发生背脊筋骨疼痛，小便不通；再过五日病邪传于脾，则身体沉重；再过六日不愈就要死亡；冬天死于半夜之后，夏天死于午后。

膀胱发病则先小便不通，五日后病邪传于肾，发生少腹胀满，腰脊疼痛，腿胫发酸；再过一日病邪传于胃，发生腹胀；再过一日病邪传于脾，发生身体疼痛；再过二日不愈，就要死亡；冬天死于半夜后，夏天死于下午。

各种疾病按次序这样相传，正如上面所说的，都有一定的死期，不可以用针刺治疗；假如是间脏相传就不易再传下去，即使传过三脏、四脏，还是可以用针刺治疗的。

# 皮部论第十四

　　本篇内容主要论述十二经脉在皮肤上的分属部位、名称，以及外邪侵袭由表入里的途径，并从分属部位皮肤上所见络脉的色泽，以测知何经受邪，以及属于哪一类性质的疾病，从而掌握早期治疗。所以篇名称为"皮部论"。经脉与五脏相连通，其色泽与五脏的主色相应，阴络与经脉主色相应，而阳络的色泽则随四季的变化而变化。从诊察五色的变化，就可以了解经络藏府的病情，故后半部分的中心内容是色诊。

　　黄帝问曰：余闻皮有分部[1]，脉有经纪[2]，筋有结络[3]，骨有度量，其所生病各异，别其分部，左右上下，阴阳所在，病之始终，愿闻其道。岐伯对曰：欲知皮部以经脉为纪者，诸经皆然。阳明

---

1　皮有分部：就是皮肤上有十二经脉分属的部位。分部，即分属之部位。张景岳："言人身皮肤之外，上下前后，各有其位。"马莳："人身之皮，分为各部，如背之中行为督脉，督脉两旁四行属足太阳经，肋后背旁属足少阳经，肋属足厥阴经等义是也。"

2　脉有经纪：张志聪："经纪，言脉络有径之经，横之纪也。"所以凡脉络直行者称作经；横行者称作纪。

3　筋有结络：筋之系结为结，连络为络。张志聪："结络，言筋之系于分肉，连于骨节也。"结络：结，聚结；络，络属。

**之阳，名曰害蜚[1]，上下同法[2]。视其部中有浮络者[3]，皆阳明之络也。其色多青则痛，多黑则痹，黄赤则热，多白则寒，五色皆见，则寒热也。络盛则入客于经。阳主外，阴主内。**

黄帝问道：我听说人的皮肤上有十二经脉分属的部位，脉有经脉与络脉，筋有聚结与络属，骨有长短大小。它们所产生的疾病各不相同，根据经脉所分属的部位，来判断疾病上下左右病位、阴阳属性以及疾病起始与终结的各种情况。希望听你谈一谈其中的道理。

岐伯回答说：想要知道皮肤的分属部位，应当以经脉为纲领，所有的经脉都是这样。阳明经的阳络叫害蜚，手足阳明经诊视方法相同，即观察它们所属的分部有浮络浮现，都属阳明经的络脉。如果这些络脉的颜色青色居多，为痛证；黑色居多，为痹证；黄红色，为热证；白色居多，为寒证；假若五色并现，为寒热兼挟的病证。络脉中的邪气盛满了就进入到经脉，因为络脉在外属阳，经脉在里属阴。

**少阳之阳，名曰枢持[4]，上下同法。视其部中有浮络者，皆少阳之络也。络盛则入客于经。故在阳者主内，在阴者主出，以渗**

---

1　害蜚：是损害万物生长的意思。张景岳："蜚，古飞字。蜚者，飞扬也，言阳盛而浮也。凡盛极者必损，故阳之盛也，在阳明，阳之损也，亦在阳明，是以阳明之阳，名曰害蜚。"

2　上下同法：上下，是代表六经的手足，上指手经，下指足经。同法，就是方法相同。张志聪："谓手足二经，皆同此法。"例如本句的上下，上即指手阳明大肠经，下即指足阳明胃经。

3　浮络：是浅在的络脉。

4　枢持：张景岳："枢，枢机也；持，主持也。少阳居三阳表里之间，如枢之运，而持其出入之机，故曰枢持。"这是说，少阳是掌握转枢出入之机。

于内，诸经皆然。太阳之阳，名曰关枢[1]，上下同法。视其部中有浮络者，皆太阳之络也。络盛则入客于经。

少阴之阴，名曰枢儒[2]，上下同法。视其部中有浮络者，皆少阴之络也。络盛则入客于经。其入经也，从阳部注于经[3]；其出者，从阴内注于骨[4]。心主之阴[5]，名曰害肩[6]，上下同法。视其部中有浮络者，皆心主之络也。络盛则入客于经。太阴之阴，名曰关蛰[7]，上下同法。视其部中有浮络者，皆太阴之络也。络盛则入客于经。

少阳经的阳络叫枢持，手足少阳经的诊视方法相同，即观察它们所属的分部有浮络浮现，都属少阳经的络脉。络脉中的邪气盛满了，就进入到经脉。络脉为阳，经脉为阴，邪气由络脉入经脉，为"在阳者主内"；邪气由经脉出而传入内脏，为"在阴者主出，以渗于内"，各经都是如此。太阳经的阳络叫关枢，手足太阳经的诊视

---

1　关枢：吴昆："关，固卫也。少阳为枢，转布阳气，太阳则约束而固卫其转布之阳，故曰关枢。"这是说太阳能约束少阳的转枢出入之机。

2　枢儒：儒，说文柔也。新校正引甲乙作"擩"，音 ruǎn。张景岳："少阴为三阴开阖之枢，而阴气柔顺，故名曰枢儒。"

3　其入经也，从阳部注于经：经与络分为阴阳，则络是阳，经是阴，病邪由络入经，故称从阳部注于经。

4　其出者，从阴内注于骨：邪由经出，而更向内注于骨，故称其出者从阴内注于骨。

5　心主之阴：即厥阴之阴。

6　害肩：张景岳："肩，任也，载也。阳主乎运，阴主乎载，阴盛之极，其气必伤，是阴之盛也，在厥阴；阴之伤也，亦在厥阴，故曰害肩。"与害蜚之义相同，前言阳极对万物的损害，此言阴极对万物的损害。

7　关蛰：张景岳："关者，固于外；蛰者，伏于中。阴主脏而太阴卫之，故曰关蛰。"这是说太阴约束了闭藏的阴气，而不使外泄。

方法相同，即观察它们所属的分部有浮络浮现，都属太阳经的络脉，络脉中的邪气盛满了，就进入到经脉。

少阴经的阴络叫枢儒，手足少阴经的诊视方法相同，即观察它们所属的分部有浮络浮现，都属少阴经的络脉，络脉中的邪气盛满了，就进入经脉。进入经脉则是从阳部注入到经的，其外出则是从阴注入骨。厥阴经的阴络叫害肩，手足厥阴经的诊视方法相同，即观察它们所属的分部有浮络浮现，都属厥阴经的络脉，络脉中的邪气盛满了，就进入经脉。太阴经的阴络叫关蛰，手足太阴经的诊视方法相同，即观察它们所属的分部有浮络浮现，都属太阴经的络脉，络脉中的邪气盛满了，就进入经脉。

**凡十二经络脉者，皮之部也。是故百病之始生也，必先于皮毛，邪中之则腠理开，开则入客于络脉，留而不去，传入于经，留而不去，传入于府，廪于肠胃[1]。邪之始入于皮也，泝然起毫毛[2]，开腠理；其入于络也，则络脉盛，色变；其入客于经也，则感虚，乃陷下[3]；其留于筋骨之间，寒多则筋挛骨痛，热多则筋弛骨消，肉烁䐃破[4]，毛直而败。**

**帝曰：夫子言皮之十二部，其生病皆何如？岐伯曰：皮者，脉之部也。邪客于皮则腠理开，开则邪入客于络脉，络脉满则注**

---

1　廪：王冰："廪，积也，聚也。"即积聚。

2　泝然：怕冷。

3　感虚，乃陷下：甲乙经"感"作"盛"。张景岳："感虚乃陷下，言邪所客者，必因虚乃深也。"意思是说，邪气之入客于经，由于经脉之气虚，所以使邪气内陷。

4　䐃破：吴昆："䐃者，肩、肘、髀、厌皮肉也，人热盛则反侧多而皮破也。"䐃破，就是该处皮肉败坏的意思。

于经脉，经脉满则入舍于府藏也。故皮者有分部，不与[1]，而生大病也。帝曰：善。

十二经脉都分属于皮肤的各个部分。正因为这样，所以说许多疾病的产生，必然是先从皮毛开始，外邪伤了皮毛，肌肤腠理张开，肌肤腠理一张开，邪气就进入到络脉，邪气内留而不除，于是进入经脉；邪气内留而不除，于是便内传于腑，积留于肠胃。邪气刚伤及皮肤时，寒冷战栗，毫毛竖起，腠理开泄；邪气进入络脉的时候，络脉盛满，颜色改变；邪气进入经脉的时候，经脉气虚，经气内陷；邪气停留于筋骨之间的时候，如果寒盛便出现筋脉挛急，骨骼疼痛；如果热盛，于是筋弛缓骨痛，肌肉破裂败坏，皮毛枯槁。

黄帝问道：先生所说的皮肤上的十二分部，它们发生病变后各是什么样子呢？岐伯回答说：皮肤是络脉分属的部位，邪气侵袭皮肤时，肌肤腠理开泄，肌肤腠理开泄，邪气侵入络脉，络脉邪气盛满了，就内注于经脉，经脉邪气盛满了，就内藏于藏府。所以说，皮肤分属于十二经脉，邪在皮肤时治疗不愈，就内传而成大病。黄帝说：讲得好。

**黄帝问曰：夫络脉之见也，其五色各异，青黄赤白黑不同，其故何也？岐伯对曰：经有常色，而络无常变也。**

**帝曰：经之常色何如？岐伯曰：心赤，肺白，肝青，脾黄，肾黑，皆亦应其经脉之色也。**

---

1 不与：甲乙作"不愈"。张景岳："若不预为之治，则邪将日深，而变生大病也。与、预同。"是不预为治理的意思。

　　**帝曰：络之阴阳亦应其经乎[1]？岐伯曰：阴络之色应其经，阳络之色变无常[2]，随四时而行也。寒多则凝泣[3]，凝泣则青黑，热多则淖泽[4]，淖泽则黄赤。此皆常色，谓之无病[5]。五色俱见者，谓之寒热。帝曰：善。**

　　黄帝问道：络脉显露在外面，五色各不相同，有青、黄、赤、白、黑的不同，这是什么缘故呢？岐伯回答说：经脉的颜色经常不变，而络脉则没有常色，常随四时之气变而变。

　　黄帝说：经脉的常色是怎样的呢？岐伯说：心主赤，肺主白，肝主青，脾主黄，肾主黑，这些都是与其所属经脉的常色相应的。

　　黄帝说：阴络与阳络，也与其经脉的主色相应吗？岐伯说：阴络的颜色与其经脉相应，阳络的颜色则变化无常，它是随着四时的变化而变化的。寒气多时则气血运行迟滞，因而多出现青黑之色；热气多时则气血运行滑利，因而多出现黄赤的颜色。这都是正常的，是无病的表现。如果是五色全部显露，那就是过寒或过热所引起的变化，是疾病的表现。黄帝说：说得好。

---

1　络之阴阳：阴络指深在的络脉，阳络指浅在的络脉。

2　阴络之色应其经，阳络之色变无常：张景岳："脉度篇曰：经脉为里，支而横者为络，络之别者为孙。故合经络而言，则经在里为阴，络在外为阳。若单以络脉为言，则又有大络孙络在内在外之别，深而在内者是为阴络，阴络近经，色则应之，故分五行以配五脏而色有常也；浅而在外者，是为阳络，阳络浮显，色不应经，故随四时之气以为进退，而变无常也。"

3　泣：音义同"涩"。

4　淖泽：滑利。

5　此皆常色，谓之无病：甲乙经"皆"作"其"。根据马莳、吴昆、张志聪三氏的注解，都认为此八字应在"随四时而行也"句下，附此参考。

# 气穴论第十五

本篇内容主要介绍人体三百六十五个穴位的分布概况，因各个穴位都与藏府经络之气相通，所以称为"气穴"。由于黄帝对此种学术的重视，将其藏于金兰之室，上署"气穴所在"，所以本篇名为"气穴论"。认为邪入孙络、溪谷造成营卫运行不畅，进而产生种种病理变化，针对这些变化应采取不同的针刺治疗方法。

**黄帝问曰：余闻气穴三百六十五[1]，以应一岁，未知其所，愿卒闻之。岐伯稽首再拜对曰[2]：窘乎哉问也！其非圣帝，孰能穷其道焉？因请溢意尽言其处[3]。**

**帝捧手逡巡而却曰[4]：夫子之开余道也，目未见其处，耳未闻其数，而目以明，耳以聪矣。岐伯曰：此所谓圣人易语[5]，良马易御也。**

---

1　气穴：即经气所注的穴位。张景岳："人身孔穴，皆气所居。本篇言穴，不言经，故曰气穴。"

2　稽首：古时一种跪拜礼。

3　溢意：即畅达的意思。尽言：详尽地言谈。

4　捧手逡巡而却：形容恭敬谦逊的样子。

5　圣人易语：即聪明有德的人，很容易理解事物和接受意见。

黄帝问道：我听说人体上的气穴有三百六十五个，以应一年之日数，但不知其所在的部位，我想听你详尽地讲讲。岐伯稽首拜了两拜回答说：你所提出的这个问题太重要了，若不是圣帝，谁能穷究这些深奥的道理，因此请允许我将气穴的部位都一一讲出来。

黄帝拱手谦逊地说：先生对我讲的道理，使我很受启发，虽然我尚未看到其具体部位，未听到其具体的数字，然而已经使我耳聪目明地领会了。岐伯说：你领会得如此深刻，这真是所谓"圣人易语，良马易御"啊！

帝曰：余非圣人之易语也，世言真数开人意[1]，今余所访问者真数，发蒙解惑，未足以论也。然余愿闻夫子溢志尽言其处，令解其意，请藏之金匮，不敢复出。

岐伯再拜而起曰：臣请言之。背与心相控而痛[2]，所治天突与十椎及上纪[3]，上纪者，胃脘也[4]；下纪者，关元也[5]。背胸邪系阴阳左右如此，其病前后痛涩，胸胁痛而不得息，不得卧，上气短气偏痛，脉满起，斜出尻脉，络胸胁，支心贯鬲，上肩加天突，斜下肩交十椎下。

黄帝说道：我并不是易语的圣人，世人说气穴之数理可以开阔

---

1　真数：指三百六十五穴。

2　心：此处指心胸部。

3　十椎：张景岳："十椎，督脉之中枢也。此穴诸书不载，惟气府论督脉气所发条下，王氏注曰：中枢在第十椎节下间，与此相合，可无疑也。"另马莳认为指大椎；张志聪则认为是大椎下第七椎"至阳"穴，因大椎上尚有三椎，总数为十椎。附此作参考。

4　上纪者，胃脘：上纪为胃脘，即中脘穴，胃经之募穴。

5　下纪者，关元：下纪为关元，即关元穴，小肠之募穴。

人的意识，现在我向你所询问的是气穴的数理，主要是开发蒙昧和解除疑惑，还谈不到什么深奥的理论。然而我希望听先生将气穴的部位尽情地全都讲出来，使我能了解它的意义，并藏于金匮之中，不敢轻易传授于人。

岐伯拜了两拜站起来说：我现在就谈吧！背部与心胸互相牵引而痛，其治疗方法应取任脉的天突穴和督脉的中枢穴，以及上纪、下纪。上纪就是胃脘部的中脘穴，下纪就是关元穴。盖背在后为阳，胸在前为阴，经脉斜系于阴阳左右，因此其病前胸和背相引而痹涩，胸胁痛得不敢呼吸，不能仰卧，上气喘息，呼吸短促，或一侧偏痛，若经脉的邪气盛满则溢于络，此络从尻脉开始斜出，络胸胁部，支心贯穿横膈，上肩而至天突，再斜下肩交于背部第十椎节之下，所以取此处穴位治疗。

**藏俞五十穴[1]，府俞七十二穴[2]，热俞五十九穴，水俞五十七穴。头上五行行五[3]，五五二十五穴。中膂两旁各五[4]，凡十穴，大椎上两旁各一[5]，凡二穴；目瞳子浮白二穴，两髀厌分中二穴[6]，犊鼻二**

---

1　藏俞五十穴：藏，即心、肝、脾、肺、肾五脏；俞，是井荥俞经合。每脏有五穴，为二十五穴，左右合而言之，则是五十穴。

2　府俞七十二穴：府，是大肠、小肠、胃、膀胱、三焦、胆六腑；俞，是井荥俞原经合。每府各有六穴，为三十六穴，左右合而言之，则是七十二穴。

3　行：读 háng。

4　中膂两旁各五：中膂两旁，即脊骨两旁各开一寸五分，是足太阳经的五脏俞。肺俞在第三椎下间两旁，心俞在五椎下间两旁，肝俞在九椎下间两旁，脾俞在十一椎下间两旁，肾俞在十四椎下间两旁。

5　大椎上两旁各一：大椎两旁是足太阳膀胱经之大杼穴。

6　两髀厌分中二穴：即环跳穴。

穴，耳中多所闻二穴[1]，眉本二穴[2]，完骨二穴，项中央一穴[3]，枕骨二穴[4]，上关二穴，大迎二穴，下关二穴，天柱二穴，巨虚上下廉四穴，曲牙二穴[5]，天突一穴，天府二穴，天牖二穴，扶突二穴，天窗二穴，肩解二穴[6]，关元一穴，委阳二穴，肩贞二穴，喑门一穴[7]，齐一穴[8]，胸俞十二穴[9]，背俞二穴[10]，膺俞十二穴[11]，分肉二穴[12]，踝上横二穴[13]，阴阳跷四穴[14]，水俞在诸分，热俞在气穴，寒热俞在两骸厌中二穴[15]，大禁二十五[16]，在天府下五寸，凡三百六十五

------

1　耳中多所闻二穴：即听宫穴。

2　眉本：就是攒竹穴。

3　项中央一穴：项中央是风府穴。

4　枕骨二穴：即窍阴穴。以其位于枕骨，故又名枕骨穴。

5　曲牙二穴：即颊车穴。

6　肩解二穴：就是肩井穴。

7　喑门：一名痖门，即痖门穴。

8　齐：同脐，即神阙穴。

9　胸俞十二穴：谓俞府、彧中、神藏、灵墟、神封、步廊，左右共十二穴。

10　背俞二穴：张志聪："谓膈腧穴。"在大椎下第七椎间，各开中行一寸五分。

11　膺俞十二穴：谓云门、中府、周荣、胸乡、天溪、食窦，左右共十二穴。

12　分肉二穴：张志聪注："分肉一名阳辅穴。"

13　踝上横二穴：高士宗："踝上横后之解溪穴。"

14　阴阳跷四穴：阴跷指照海穴，阳跷是申脉穴，左右共四穴。

15　两骸厌中二穴：中国医学大辞典："厌与压通，狭窄处也。"张景岳："两骸厌中，谓膝下外侧骨厌中，足少阳阳关穴也。"吴昆、张志聪又作阳陵泉穴，高士宗又作环跳穴。

16　大禁二十五：大禁指五里穴。张志聪："大禁二十五，谓禁二十五刺也。"这就是说此穴不可针至二十五次，见灵枢玉版论。二十五：指刺针二十五次。

**穴，针之所由行也。**

五脏各有井荥俞经合五俞，五五二十五，左右共五十穴；六腑各有井荥俞原经合六俞，六六三十六，左右共七十二穴；治热病的有五十九穴，治诸水病的有五十七穴。在头部有五行，每行五穴，五五二十五穴。五脏在背部脊椎两旁各有五穴，二五共十穴。大椎两旁各有一大杼穴，共两穴；瞳子髎、浮白，各二穴；环跳二穴，犊鼻二穴，听宫二穴，攒竹二穴，完骨二穴，风府一穴，枕骨二穴，上关二穴，大迎二穴，下关二穴，天柱二穴，上巨虚、下巨虚左右共四穴，颊车二穴，天突一穴，天府二穴，天牖二穴，扶突二穴，天窗二穴，肩井二穴，关元一穴，委阳二穴，肩贞二穴，喑门一穴，神阙一穴，胸腧左右共十二穴，膈俞二穴，膺俞左右共十二穴，分肉二穴，解溪二穴，照海、申脉左右共四穴。治诸水病的五十七穴，皆在诸经的分肉之间；治热病的五十九穴，皆在精气聚会之处；治寒热之腧穴，在两膝关节的外侧，为足少阳胆经的阳关左右共二穴。大禁之穴是天府下五寸处的五里穴。以上共计三百六十五穴，都是针刺的部位。

**帝曰：余已知气穴之处，游针之居[1]，愿闻孙络溪谷亦有所应乎。岐伯曰：孙络三百六十五穴会[2]，亦以应一岁，以溢奇邪，以通荣卫。荣卫稽留，卫散荣溢，气竭血着，外为发热，内为少气，疾写无怠，以通荣卫。见而写之，无问所会。**

黄帝说道：我已经知道气穴的部位，即行针刺的处所，还想

---

1　游针之居：游针，即灵活运用针的意思；居，作止字讲。

2　孙络：张景岳："支别之小络也。"

听听孙络与溪谷是否也与一岁相应呢？岐伯说：孙络与三百六十五穴相会以应一岁，若邪气客于孙络，溢注于络脉而不入于经就会产生奇病，孙络是外通于皮毛、内通于经脉以通行营卫，若邪客之则营卫稽留，卫气外散，营血满溢，若卫气散尽，营邪留滞，外则发热，内则少气，因此治疗时应迅速针刺用泻法，以通畅营卫，凡是见到有营卫稽留之处，即泻之，不必问其是不是穴会之处。

**帝曰：善。愿闻溪谷之会也。岐伯曰：肉之大会为谷，肉之小会为溪。肉分之间，溪谷之会，以行荣卫，以会大气[1]。邪溢气壅，脉热肉败，荣卫不行，必将为脓，内销骨髓，外破大䐃[2]，留于节凑，必将为败。积寒留舍，荣卫不居，寒肉缩筋，肋肘不得伸，内为骨痹，外为不仁，命曰不足，大寒留于溪谷也。溪谷三百六十五穴会，亦应一岁，其小痹淫溢[3]，循脉往来，微针所及，与法相同。**

黄帝说：好。我想听听溪谷之会合是怎样的。岐伯说：较大的肌肉与肌肉会合的部位叫谷，较小的肌肉与肌肉会合的部位叫溪。分肉之间，溪谷会合的部位，能通行营卫，会合宗气。若邪气溢满，正气壅滞，则脉发热，肌肉败坏，营卫不能畅行，必将郁热腐肉成脓，内则消烁骨髓，外则可溃大肉，若邪流连于关节肌腠，必使髓液皆溃为脓，而使筋骨败坏。若寒邪所客，积留而不去，则营卫不能正常运行，以致筋脉肌肉卷缩，肋肘不得伸展，内则发生

---

1　大气：马莳："即宗气。"灵枢五味篇云："大气积于胸中。"

2　䐃：张志聪："䐃，足之股肉也。"

3　小痹：张景岳："邪在孙络，邪未深也，是为小痹。"

骨痹，外则肌肤麻木不仁，这是不足的证候，乃由寒邪留连溪谷所致。溪谷与三百六十五穴相会合，以应于一岁。若是邪在皮毛孙络的小痹，则邪气随脉往来无定，用微针即可治疗，方法与刺孙络是一样的。

**帝乃辟左右而起，再拜曰：今日发蒙解惑，藏之金匮，不敢复出。乃藏之金兰之室，署曰"气穴所在"。岐伯曰：孙络之脉别经者，其血盛而当写者，亦三百六十五脉，并注于络，传注十二络脉[1]，非独十四络脉也[2]，内解写于中者十脉[3]。**

黄帝于是屏退身边的人起身拜了两拜说道：今天承你启发，解除了我的疑惑，应把它藏于金匮之中，不敢轻易拿出传人。于是将它藏于金兰之室，题名叫作"气穴所在"。岐伯说：孙络之脉是属于经脉支别的，其血盛而当泻的，也是与三百六十五脉相同，若邪气侵入孙络，同样是传注于络脉，复注于十二络脉，那就不是单独十四络脉的范围了。若骨解之中经络受邪，亦随时能够向内注泻于五脏之脉的。

---

1　十二络脉：十二当是十四。十四经络，是十二经之络脉加上任脉、督脉两经之络脉。本十五络中有脾大络之大包，此处虽未提及，实包括在脾络之中。

2　十四络脉：十四当是十二。十二经脉即十二经之络脉。

3　解：王冰："解，谓骨解之中经络也。"十脉：是指五藏之脉，左右各五，故曰十脉。

# 气府论第十六

　　本篇内容承上篇气穴论以补其未尽之义，重点说明手足三阳经脉气所发之穴。因其穴位在各经脉气交会之处，故称府；同时，手足三阳经之脉，六腑主之，所以脉气所发之穴叫作气府。因此，篇名称为"气府论"。

　　**足太阳脉气所发者七十八穴[1]：两眉头各一[2]，入发至项三寸半，旁五，相去三寸[3]，其浮气在皮中者凡五行[4]，行五，**

---

1　脉气所发者：经脉之气到达穴位。所发：指与其经有密切关系之穴位，而不一定全属其本经之穴位。　七十八穴：本穴数字，诸家说法不同，黄帝内经太素作七十三穴；王冰作九十三穴；吴昆作九十一穴。张景岳谓："详考本经下文，共得九十三穴。内除督脉、少阳二经，其浮气相通于本经，而重见者凡十五穴，则本经止七十八穴。近世经络相传，足太阳左右共一百三十六穴，即下文各经之数，亦多与今时者不同。"

2　两眉头各一：是攒竹穴。

3　入发至项三寸半，旁五，相去三寸：高士宗："顶，旧本讹项，今改顶，前顶穴也。自攒竹入发际，至前顶，其中有神庭、上星、囟会，故长三寸半。前顶在中行，次两行，外两行，故旁五，言自中及旁，有五行也。"

4　浮气：浮于头部的经脉之气。吴昆："阳气浮于巅顶之上者也。"张景岳："言脉气之浮于巅也。"凡五行：指行于头部之经脉，中行是囟会、前顶、百会、后顶、强间等五穴；次侠旁二行是五处、承光、通天、络却、玉枕五穴；又次旁两行是临泣、目窗、正营、承灵、脑空五穴。

五五二十五，项中大筋两旁各一，风府两旁各一[1]，侠背以下至尻尾二十一节[2]，十五间各一[3]，五藏之俞各五，六府之俞各六[4]，委中以下至足小指旁各六俞[5]。

足少阳脉气所发者六十二穴：两角上各二[6]，直目上发际内各五[7]，耳前角上各一[8]，耳前角下各一[9]，锐发下各一[10]，客主人各一，耳后陷中各一[11]，下关各一，耳下牙车之后各一[12]，缺盆各一，腋

---

1　项中大筋两旁各一：即天柱二穴。风府两旁各一：即风池二穴。

2　侠背以下至尻尾二十一节：由大椎至尾骶计二十一节。

3　十五间各一：是说二十一节中，内有十五椎间，左右各有一穴，是指附分、魄户、膏肓俞、神堂、譩譆、膈关、魂门、阳纲、意舍、胃仓、肓门、志室、胞肓、秩边、承扶，左右共三十穴。

4　五藏之俞各五，六府之俞各六：肺俞、心俞、肝俞，脾俞、肾俞谓之五藏俞；胃俞、三焦俞、胆俞、大肠俞、小肠俞、膀胱俞谓之六府俞。

5　委中以下至足小指旁各六俞：是指委中、昆仑、京骨、束骨、通谷、至阴六穴。左右合而言之，共十二穴。

6　两角上各二：高士宗曰："角，头角也。从耳之曲鬓，至天冲两角上左右各二。即天冲、曲鬓左右共四穴。"

7　直目上发际内各五：自瞳孔直上发际内，即临泣、目窗、正营、承灵、脑空左右各五穴。

8　耳前角上各一：张景岳："耳前角，曲角也，角上各一，颔厌二穴也。"

9　耳前角下各一：即悬厘二穴。

10　锐发下各一：人镜经："耳前发脚为兑发。"高士宗："锐发，即鬓发；下各一，和髎二穴也。"

11　耳后陷中各一：即翳风二穴。

12　耳下牙车之后各一：王冰、张景岳作颊车穴，太素作大迎穴，高士宗作天容穴，今从王、张注。

**下三寸，胁下至胠八间各一[1]，髀枢中旁各一[2]，膝以下至足小指次指各六俞[3]。**

足太阳膀胱经脉气所发的有七十八个腧穴；在眉头的陷中左右各有一穴，自眉头直上入发际，当发际正中至前顶穴，有神庭、上星、囟会三穴，其浮于头部的脉气，运行在头皮中的有五行，即中行、次两行和外两行，每行五穴，共行五行，五五二十五穴；下行至项中的大筋两旁左右各有一穴；风府两旁各有风池穴一个，侠脊自上而下至骶尾骨有二十一节，其中十五个椎间左右各有一穴；五脏肺、心、肝、脾、肾的腧穴，六府之俞，左右各有一穴；自委中以下至足小趾次趾趾旁左右各有井、荥、俞、原、经、合六个腧穴。

足少阳胆经脉气所发的有六十二穴：头两角上各有二穴，两目瞳孔直上的发际内各有五穴，两耳前角上各有一穴，两耳前角下各有一穴，鬓发下各有一穴，上关左右各一穴，两耳后的陷凹中各有一穴，下关左右各有一穴，两耳下牙车之后各有一穴，缺盆左右各有一穴，腋下三寸，从胁下至胁，八肋之间左右各有一穴，髀枢中左右各一穴，膝以下至足第四趾的小趾侧各有井、荥、俞、原、经、合六穴。

---

1　腋下三寸,胁下至胠八间各一：腋下，是渊腋、辄筋、天池三穴；胁下至胠，是日月、章门、带脉、五枢、维道、居髎六穴。间，指肋骨合胁骨之间。

2　髀枢中旁各一：高士宗："髀枢，即髀厌，环跳穴也，在居髎穴下；髀枢中旁，即髀厌分中之义，两旁各一，凡二穴。"

3　膝以下至足小指次指各六俞：即阳陵泉、阳辅、丘墟、临泣、侠溪、窍阴六穴。

足阳明脉气所发者六十八穴：额颅发际旁各三[1]，面骺骨空各一[2]，大迎之骨空各一，人迎各一，缺盆外骨空各一[3]，膺中骨间各一[4]，侠鸠尾之外，当乳下三寸，侠胃脘各五[5]，侠齐广三寸各三[6]，下齐二寸侠之各三[7]，气街动脉各一，伏菟上各一[8]，三里以下至足中指各八俞[9]，分之所在穴空。

手太阳脉气所发者三十六穴：目内眦各一[10]，目外各一[11]，骺骨下各一[12]，耳郭上各一[13]，耳中各一[14]，巨骨穴各一，曲掖上骨穴各

---

1　额颅发际旁各三：王冰、张景岳作悬颅、阳白、头维左右各三穴，黄帝内经太素作头维、本神、曲差左右各三穴，高士宗作本神、头维、悬颅各三穴。今从王、张注。

2　面骺骨空各一：即四白穴。骺与颅，古字通用，面骺即颧骨。

3　缺盆外骨空各一：即天髎二穴。

4　膺中骨间各一：张景岳："谓气户、库房、屋翳、膺窗、乳中、乳根左右共十二穴也。"

5　侠胃脘各五：王冰："谓不容、承满、梁门、关门、太乙五穴也。"

6　侠齐广三寸各三：高士宗："按甲乙三寸作二寸。"王冰："广谓去齐横广也，广三寸者，各如太一之远近也，各三者，谓滑肉门、天枢、外陵也。"

7　下齐二寸侠之各三：张景岳："谓大巨、水道、归来左右共六穴也。"

8　伏菟上各一：即髀关二穴。

9　三里以下至足中指各八俞：高士宗："膝犊鼻下外廉，相去三指，是谓三里，膝三里以下至足中趾，其中有三里、上廉、下廉、解溪、冲阳、陷谷、内庭、厉兑左右各八俞，凡十六穴。"

10　目内眦各一：张景岳："足太阳睛明二穴也，为手太阳之会。"

11　目外各一：高士宗："目外，谓目外眦，两瞳子髎穴。"

12　骺骨下各一：王冰：谓颧髎二穴也。骺，面颧也。在面颏骨下陷者中，手太阳、少阳二脉之会。

13　耳郭上各一：高士宗："郭，匡郭也，耳郭上两角孙穴。"

14　耳中各一：即听宫二穴。

一[1]，柱骨上陷者各一[2]，上天窗四寸各一[3]，肩解各一[4]，肩解下三寸各一[5]，肘以下至手小指本各六俞[6]。

足阳明胃经脉气所发的有六十八穴：额颅发际旁各有三穴；颧骨骨空中间各有一穴；大迎穴在颔角前至骨空陷中，左右各有一穴；在结喉之旁的人迎，左右各有一穴；缺盆外的骨空陷中左右各有一穴；膺中的骨空间陷中左右各有一穴；侠鸠尾之外，乳下三寸，侠胃脘左右各有五穴；侠脐横开三寸左右各有三穴；下脐二寸，左右共六穴；气冲在动脉跳动处左右各一穴；在伏兔上左右各有一穴；足三里以下到足中趾内间，左右各有八个腧穴。以上每个穴都有它一定的空穴。

手太阳小肠经脉气所发的有三十六穴：目内眦各有一穴，目外侧各有一穴，颧骨下各有一穴，耳郭上各有一穴，耳中珠子旁各有一穴，巨骨穴左右各一，曲腋上各有一穴，柱骨上陷中各有一穴，两天窗穴之上四寸各有一穴，肩解部各有一穴，肩解部之下三寸处各有一穴，肘部以下至小指端的爪甲根部各有井、荥、俞、原、经、合六穴。

---

1　曲掖上骨穴各一：王冰："谓臑俞三穴也，在肩臑后大骨下，胛上廉陷者中。"

2　柱骨上陷者各一：即肩井二穴。

3　上天窗四寸各一：王冰、张景岳注天窗、窍阴二穴；高士宗作天窗、浮白二穴。今从王、张注。

4　肩解各一：高士宗："肩外解分之处，两秉风穴。"

5　肩解下三寸各一：即天宗二穴。

6　肘以下至手小指本各六俞：张景岳："脉起于指端，故曰本。六俞谓小海、阳谷、腕骨、后溪、前谷、少泽左右共十二俞也。

手阳明脉气所发者二十二穴：鼻空外廉、项上各二[1]，大迎骨空各一[2]，柱骨之会各一[3]，髃骨之会各一[4]，肘以下至手大指、次指本各六俞[5]。

手少阳脉气所发者三十二穴：鼽骨下各一[6]，眉后各一[7]，角上各一[8]，下完骨后各一[9]，项中足太阳之前各一[10]，侠扶突各一[11]，肩贞各一，肩贞下三寸分间各一[12]，肘以下至手小指、次指本各六俞[13]。

---

1　鼻空外廉、项上各二：高士宗："鼻孔外廉，迎香穴也；项上，扶突穴也；左右各二，凡四穴。"

2　大迎骨空各一：高士宗："颊车之下，承浆之旁，两大迎穴，穴在曲颊前一寸三分，骨空动脉陷中。"张景岳："大迎二穴，足阳明经也，重出。"

3　柱骨之会各一：高士宗："柱骨，项骨也。柱骨之会，谓项肩相会之处，两天鼎穴。"　柱骨之会：颈项与肩交会处，指左右两侧的天鼎穴。

4　髃骨之会各一：高士宗："髃骨，两肩髃之骨。髃骨之会，谓肩髃，乃肩臂相会之处。"

5　肘以下至手大指、次指本各六俞：王冰："谓三里、阳溪、合谷、三间、二间、商阳六穴也。"

6　鼽骨下各一：张景岳："手太阳颧髎二穴也，手少阳之会，重出。"

7　眉后各一：高士宗："眉后陷中，两丝竹空穴。"

8　角上各一：张景岳、吴昆作颔厌穴，高士宗作天冲穴，王冰作悬厘穴。今从张、吴注。

9　下完骨后各一：高士宗："下完骨后，谓完骨之下，完骨之后，两天牖穴。"

10　项中足太阳之前各一：王冰、张景岳作风池二穴，高士宗作气舍二穴。今从王、张注。

11　侠扶突各一：即天窗二穴。

12　肩贞下三寸分间各一：张景岳："谓肩髎、臑会、消泺左右各六穴也。"

13　肘以下至手小指、次指本各六俞：高士宗："肘骨以下，至手小指、次指头，又天井、支沟、阳池、中渚、液门，关冲左右各六俞，凡十二穴。"

**督脉气所发者二十八穴：项中央二[1]。发际后中八[2]，面中三[3]。大椎以下至尻尾及旁十五穴[4]，至骶下凡二十一节，脊椎法也[5]。**

手阳明大肠经脉气所发的有二十二穴：鼻孔的外侧各有一穴，项部左右各有一穴，大迎穴在下颌骨空间左右各有一穴，柱骨之会左右各有一穴，髃骨之会左右各有一穴，肘部以下至手大指、次指端的爪甲根部左右各有井、荥、俞、原、经、合六穴。

手少阳三焦经脉气所发的有三十二穴：颧骨下各有一穴，眉后各有一穴，耳前角上各有一穴，耳后完骨后下各有一穴，项中足太阳经之前各有一穴，侠扶突之外侧各有一穴，肩贞穴左右各有一穴，在肩贞穴之下三寸分肉之间各有三穴，肘部以下至手小指、次指之端爪甲根部各有井、荥、俞、原、经、合六穴。

督脉之经气所发的有二十八穴：项中央有二穴，前发际向后中行有八穴，面部的中央从鼻至唇有三穴，自大椎以下至尻尾旁有十五穴。自大椎至尾骨共二十一节，这是脊椎穴位的计算方法。

---

1　项中央二：即风府、哑门二穴。

2　发际后中八：张景岳："前发际以至于后，中行凡八穴：谓神庭、上星、卤会、前顶、百会、后顶、强间、脑户也。内卤会等五穴，重见前足太阳下。"

3　面中三：高士宗："面之中央，从鼻至唇，又素髎、水沟、兑端三穴。"张景岳同。今从高、张注。

4　大椎以下至尻尾及旁十五穴：张景岳："谓大椎、陶道、身柱、神道、灵台、至阳、筋缩、中枢、脊中、悬枢、命门、阳关、腰俞、长强、会阳也。内会阳二穴，属足太阳经，在尻尾两旁，故曰及旁，共十六穴。"

5　至骶下凡二十一节，脊椎法也：张景岳："此除项骨而言，若连项骨三节，则共二十四节。"

任脉之气所发者二十八穴：喉中央二[1]，膺中骨陷中各一[2]。鸠尾下三寸，胃脘五寸，胃脘以下至横骨六寸半一[3]，腹脉法也。下阴别一[4]，目下各一[5]，下唇一[6]，龂交一。

冲脉气所发者二十二穴：侠鸠尾外各半寸至齐寸一[7]，侠齐下旁各五分至横骨寸一[8]，腹脉法也。

足少阴舌下[9]，厥阴毛中急脉各一[10]，手少阴各一[11]，阴阳跷各

---

1　喉中央二：即廉泉、天突二穴。

2　膺中骨陷中各一：高士宗："膺中，胸中之中行也。骨陷中璇玑、华盖、紫宫、玉堂、膻中、中庭各一，共六穴。"

3　鸠尾下三寸，胃脘五寸，胃脘以下至横骨六寸半一：新校正："详一字疑误。"上脘、中脘、下脘都称胃脘，鸠尾骨以下至胃之上脘，计三寸间，有鸠尾、巨阙二穴。自胃之上脘至脐之中央神阙穴五寸间，有上脘、中脘、建里、下脘、水分五穴。自神阙穴至横骨毛际计六寸半，有阴交、气海、石门、关元、中极、曲骨六穴。

4　下阴别一：张景岳："自曲骨之下，别络两阴之间，为冲督之会，故曰阴别。一，谓会阴穴也。"

5　目下各一：张景岳："足阳明承泣二穴，任脉之会。"

6　下唇一：即承浆穴。

7　侠鸠尾外各半寸至齐寸一：张景岳："寸一，谓每寸一穴，即幽门、通谷、阴都、石关、商曲、肓俞，左右共十二穴也。"幽门侠巨阙两旁，肓俞侠脐两旁，左右旁开各同身寸之半寸，每穴上下相去各一寸。

8　侠齐下旁各五分至横骨寸一：高士宗："并脐下两旁，各开五分，下至横骨，有中注、四满、气穴、大赫、横骨，其穴相去亦一寸也。"

9　足少阴舌下：张志聪："谓肾脉之上通于心，循喉咙，侠舌本，而舌下又肾经之穴窍也。"即廉泉穴。

10　厥阴毛中急脉各一：张景岳："急脉在阴毛之中，凡疝气急痛者，上引小腹下引阴丸，即急脉之验，厥阴脉气所发也。"

11　手少阴各一：王冰、吴昆、马莳均作手少阴郄穴；高士宗作少冲穴。今从王、吴、马注。

**一[1]，手足诸鱼际脉气所发者[2]，凡三百六十五穴也。**

任脉之经气所发的有二十八穴：喉部中行有二穴；胸膺中行之骨陷中有六穴；自蔽骨至上脘是三寸，上脘至脐中是五寸，脐中至横骨是六寸半，计十四寸半，每寸一穴，计十四穴，这是腹部取穴的方法。自曲骨向下至前后阴之间有会阴穴，两目之下各有一穴，下唇下有一穴，上齿缝有一穴。

冲脉之经气所发的有二十二穴；侠鸠尾旁开五分向下至脐一寸一穴，左右共十二穴；自脐旁开五分向下至横骨一寸一穴，左右共十穴。这是腹脉取穴的方法。

足少阴肾经脉气所发的舌下有二穴；肝足厥阴在毛际中左右各有一穴，手少阴郄穴各一，阴跷、阳跷左右有一穴，四肢手足赤白肉分，鱼际之处，是脉气所发的部位。以上共计三百六十五穴。

---

1　阴阳跷各一：王冰、张景岳、张志聪注，认为阴跷指交信二穴，阳跷指跗阳二穴；马莳、高士宗认为阴跷指照海二穴，阳跷指申脉二穴，今从前注。

2　手足诸鱼际脉气所发者：吴昆："凡手足黑白肉色之分，如鱼腹色际，皆曰鱼际。"

# 骨空论第十七

本篇内容主要说明了疾病针灸取穴的部位。因人之周身骨节间均有孔，有腧穴位于骨孔之中，故以"骨空"名篇。文中讨论了风邪所致的各种针灸的治疗方法与所取穴位，骨空的部位和部分任督二脉的穴位等。

黄帝问曰：余闻风者百病之始也，以针治之，奈何？岐伯对曰：风从外入[1]，令人振寒，汗出头痛，身重恶寒，治在风府，调其阴阳。不足则补，有余则写。

大风颈项痛，刺风府。风府在上椎[2]。大风汗出，灸譩譆[3]，譩譆在背下侠脊旁三寸所，厌之[4]，令病者呼譩譆[5]，譩譆应手。

黄帝问道：我听说风邪是许多疾病的起始原因，怎样用针法来

---

1　风从外入：高士宗："风从外入，伤太阳通体之皮肤，故令人振寒；从皮肤而入于肌腠，故汗出；随太阳经脉上行，故头痛；周身肌表不和，故身重。"

2　风府在上椎：吴昆："言在项骨第一节上椎也。"

3　譩譆：穴名。足太阳经之穴，在第六椎下两旁距脊各三寸。

4　厌：说文："大指按也。"马莳："厌，压同。"吴昆曰："以手按其穴也。"厌就是用手指按捺。

5　呼譩譆：呼出譩譆，是痛苦的声音。

治疗？岐伯回答说：风邪从外侵入，使人寒战、出汗、头痛、身体发重、怕冷。治疗用风府穴，以调和其阴阳。正气不足就用补法，邪气有余就用泻法。

若感受风邪较重而颈项疼痛，刺风府穴。风府穴在椎骨第一节的上面。若感受风邪较重而汗出，灸譩譆穴。譩譆穴在背部第六椎下两旁距脊各三寸之处，用手指按振，使病人感觉疼痛而呼出"譩譆"之声，譩譆穴应在手指下疼处。

从风憎风[1]，刺眉头[2]。失枕[3]，在肩上横骨间[4]，折，使榆臂，齐肘正，灸脊中[5]。䏚络季胁引少腹而痛胀[6]，刺譩譆。腰痛不可以转摇，急引阴卵，刺八髎与痛上[7]。八髎在腰尻分间。鼠瘘寒，热[8]，

---

1　从风憎风：高士宗："从，迎也；憎，恶也。迎风恶风，乃面颊经脉不和，当刺眉头以泻之。"吴昆："病由于风，则憎风。"

2　眉头：即攒竹穴，在眉头陷中。

3　失枕：吴昆："失枕者，风在颈项；颈痛不利，不能就枕也。"即颈项强痛的症状，着枕更甚，因此叫"失枕"。

4　肩上横骨间：马莳："肩上横骨间，乃肩尖端上行两叉骨罅间陷中，名巨骨穴。"张景岳："或为足少阳之肩井穴，亦主颈项之痛。"

5　折，使榆臂，齐肘正，灸脊中：张景岳；"折，痛如折也；榆，当作揄，引也，谓使病者，引臂下齐肘端，以度脊中，乃其当灸之处，盖即督脉之阳关穴也。"张志聪："折者，谓脊背磬折，而不能伸舒也；榆，读作摇；谓摇其手臂，下垂齐肘尖，而正对于脊中，以灸脊中之节穴。"就是取曲两臂，并牵引两肘尖相合在一处的姿势，在肩胛骨之上端引一直线，正当脊椎中央的部位，给以灸法。

6　䏚络季胁：高士宗："胁稍曰䏚，䏚络，肋稍之络也。季胁，胁之尽处也。"

7　八髎：髎穴总称，即上髎、次髎、中髎、下髎，左右各有一穴。故曰八髎。

8　鼠瘘寒，热：张景岳："其状累然，而历贯上下也，故于颈腋之间，皆能有之，因其形如鼠穴，塞其一，复穿其一，故又名鼠瘘，盖寒热之毒，留于经脉，所以联络不止。一曰结核连续者，为瘰疬；形长如蚬蛤者，为马刀。"

**还刺寒府[1]。寒府在附膝外解营[2]。取膝上外者使之拜[3]，取足心者使之跪[4]。**

**任脉者，起于中极之下，以上毛际，循腹里，上关元，至咽喉，上颐循面入目。冲脉者，起于气街，并少阴之经，侠齐上行，至胸中而散。任脉为病，男子内结七疝，女子带下瘕聚。冲脉为病，逆气里急。**

见风就怕的病人，刺眉头攒竹穴。失枕而肩上和横骨之间的肌肉强痛，应当使病人曲臂，取两肘间相合在一处的姿势，然后在肩胛骨上端引一直线，正当脊部中央的部位，给以灸治。从眇络季胁牵引到少腹而痛胀的，刺譩譆穴。腰痛而不可以转侧动摇，痛而筋脉挛急，下引睾丸，刺八髎穴与疼痛的地方。八髎穴在腰尻骨间空隙中。鼠瘘发寒热，刺寒府穴。寒府在膝上外侧骨与骨之间的孔穴中。凡取膝上外侧的孔穴，使患者弯腰，成一种拜的体位；取足心涌泉穴时，采取使患者坐跪的体位。

任脉经起源于中极穴的下面，上行经过毛际再到腹部，再上行通过关元穴到咽喉，又上行至颐，循行于面部而入于目中。冲脉经起源于气街穴，与足少阴经相并，夹脐左右上行，到胸中而散。任脉经发生病变，在男子则腹内结为七疝，在女子则有带下和瘕聚之

---

1　还刺寒府：王冰："膝外骨间也，屈伸之处，寒气喜中，故名寒府也。"张宛邻："还，疑衍字，膝外附骨解间，当足阳明之阳关穴。"

2　解营：解是指骨缝，营是窟穴。解营，就是骨缝中间之穴。

3　拜：取穴的体位，即站立弯腰的姿势。张志聪："拜，辑也。取膝上外解之委中者，使之拜，则膝挺而后直，其穴易取也。"

4　跪：是一种取穴的体位。张志聪："跪则足折，而涌泉之穴，宛在足心之横纹间矣。"

类疾病。冲脉经发生病变，则气逆上冲，腹中拘急疼痛。

督脉为病，脊强反折。督脉者，起于少腹以下骨中央。女子入系廷孔[1]，其孔溺孔之端也。其络循阴器[2]，合篡间[3]，绕篡后，别绕臀至少阴[4]，与巨阳中络者，合少阴上股内后廉，贯脊属肾[5]，与太阳起于目内眦，上额交巅上[6]，入络脑，还出，别下项，循肩膊内侠脊，抵腰中，入循膂络肾。其男子循茎，下至篡，与女子等。其少腹直上者，贯齐中央，上贯心，入喉，上颐环唇，上系两目之下中央。此生病，从少腹上冲心而痛，不得前后，为冲疝[7]。其女子不孕、癃、痔、遗溺、嗌干。督脉生病治督脉，治在骨上，甚者在齐下营[8]。

督脉发生病变，会引起脊柱强硬反折的症状。督脉起于小腹之下的横骨中央，在女子则入内系于廷孔。廷孔就是尿道的外端。从这里分出的络脉，循着阴户会合于阴部，再分绕于肛门的后面，再分歧别行绕臀部，到足少阴经与足太阳经中的络脉，与足少阴经相结合上行经骨内后面，贯穿脊柱，连属于肾脏；与足太阳经共起于

---

1　入：经脉由外到内谓之入。廷孔：张景岳："廷，正也、直也，廷孔言正中之直孔，即溺孔也。"

2　循：经脉由此到彼谓之循。

3　篡间：篡，甲乙作纂。篡间是前后阴之间，即会阴部。

4　别：经络分歧而行。

5　贯：经络穿过去一个组织谓之贯。

6　交：经络彼此交叉通过谓之交。

7　冲疝：因督脉受病而成之疝叫冲疝。

8　齐下营：张景岳："齐下营，谓齐下一寸阴交穴也。"张志聪："营，谓腹间之肉穴也。"

目内眦，上行至额部，左右交会于巅顶，内入联络与脑，复返还出脑，分别左右颈项下行，循行于脊膂内，侠脊抵达腰中，入内循膂络于肾。其在男子则循阴茎，下至会阴，与女子相同。其从少腹直上，穿过脐中央，再上贯心脏，入于喉，上行到颐并环绕口唇，再上行系于两目中央之下。督脉发生病变，症状是气从少腹上冲心而痛，大小便不通，称为冲疝，其在女子则不能怀孕，或为小便不利、痔疾、遗尿、咽喉干燥等症。总之，督脉生病治督脉，轻者至横骨上的曲骨穴，重者则至在脐下的阴交穴。

**其上气有音者，治其喉中央，在缺盆中者。其病上冲喉者，治其渐。渐者，上侠颐也。蹇[1]，膝伸不屈，治其楗。坐而膝痛，治其机。立而暑解，治其骸关。膝痛痛及拇指，治其腘。坐而膝痛如物隐者，治其关。膝痛不可屈伸，治其背内。连骱若折，治阳明中俞髎，若别，治巨阳少阴荥。淫泺胫酸，不能久立，治少阳之维，在外踝上五寸。**

**辅骨上、横骨下为楗，侠髋为机，膝解为骸关，侠膝之骨为连骱，骱下为辅，辅上为腘，腘上为关，头横骨为枕。**

病人气逆上而呼吸有声的，治疗取其喉部中央的天突穴，此穴在两缺盆的中间。病人气逆上充于咽喉的，治疗取其大迎穴，大迎穴在面部两旁夹颐之处。膝关节能伸不能屈，治疗取其股部的经穴。坐下而膝痛，治疗取其环跳穴。站立时膝关节热痛，治疗取其膝关节处经穴。膝痛，疼痛牵引到拇指，治疗取其膝弯处的委中穴。坐而膝痛如有东西隐伏其中的，治疗取其承扶穴。膝痛而不能

---

1　蹇：跛足，行走困难。

屈伸活动，治疗取其背部足太阳经的腧穴。如疼痛连及尻骨像折断似的，治疗取其阳明经中的俞髎三里穴；或者别取太阳经的荥穴通谷、少阴经的荥穴然谷。湿渍水湿之邪日久而胫骨酸痛无力，不能久立，治取少阳经的别络光明穴，穴在外踝上五寸。

辅骨之上，腰横骨之下叫"楗"。髋骨两侧环跳穴处叫"机"，膝部的骨缝叫"骸关"，侠膝两旁的高骨叫"连骸"，连骸下面叫"辅骨"，辅骨上面的膝弯叫"腘"，腘之上就是"骸关"。头后项部的横骨叫"枕骨"。

**水俞五十七穴者：尻上五行，行五。伏菟上两行，行五；左右各一行，行五。踝上各一行，行六穴。髓空在脑后三分[1]，在颅际锐骨之下，一在龂基下[2]，一在项后中复骨下[3]，一在脊骨上空在风府上。脊骨下空在尻骨下空。数髓空在面侠鼻[4]。或骨空在口下当两肩。两髆骨空在髆中之阳[5]。臂骨空在臂阳，去踝四寸两骨空之间[6]。股骨上空在股阳，出上膝四寸。骺骨空在辅骨之上**

---

1 髓空：髓空又称骨空，空与孔同，骨有孔，则骨外之气血与骨内之精气，可以由孔入。

2 龂基下：张景岳："唇内上齿缝中，曰龂交，则下齿缝中，当为龂基。"

3 复骨：六椎以上的椎骨不甚显著，故称复骨，复与伏通，谓其伏而不显。

4 数髓空在面侠鼻：张景岳："数，数处也；在面者，如足阳明之承泣、巨髎，足太阳之睛明，手少阳之丝竹空，足少阳之瞳子髎、听会，侠鼻者，如手阳明之迎香等，皆在面之骨空也。"

5 阳：此处是指外侧。

6 踝：此处是指手踝。

端。股际骨空在毛中动下[1]。尻骨空在髀骨之后相去四寸[2]。扁骨有渗理凑，无髓孔，易髓无空。

治疗水病的腧穴有五十七个：尻骨上有五行，每行各五穴；伏兔上方有两行，每行各有五穴；其左右又各有一行，每行各五穴；足内踝上各一行，每行各六穴。髓空在脑后分为三处，都在颅骨边际锐骨的下面，一处在断基的下面，一处在项后正中的复骨下面，一处在脊骨上空的风府穴的上面，脊骨下空在尻骨下面孔穴中。又有几个髓空在面部侠鼻两旁，或有骨空在口唇下方与两肩相平的部位。两肩髆骨空在肩髆中的外侧。臂骨的骨空在臂骨的外侧，离开手腕四寸，在尺、桡两骨的空隙之间。股骨上面的骨空在股骨外侧膝上四寸的地方。骺骨的骨空在辅骨的上端。骨际的骨空在阴毛中的动脉下面。尻骨的骨空在尻骨的后面距离四寸的地方。扁骨有血脉尻骨的纹理聚合，没有直通骨髓的孔穴，骨髓通过血脉渗灌的纹理内外交流，所以没有骨空。

---

1　股际骨空：高士宗："股际，阴股交会之际。股际骨空，在毛中动下，乃动脉之下，跨缝间也。"

2　尻骨空：是谓尻骨八髎穴。

# 缪刺论第十八

本篇内容解释针刺法之一的缪刺法，以其与经刺法不同，故名缪刺。此篇内容主要论述各经脉发病所采取之缪刺方法，故以"缪刺论"名篇。缪，交叉，交错。缪刺，是指左病刺右、右病刺左的一种针刺方法。各经的脉络受邪后出现的症状，以及针刺的取穴部位和方法。针刺要结合人体的月之盈亏周期中的气血盛衰来确定针刺的次数。

**黄帝问曰：余闻缪刺[1]，未得其意，何谓缪刺？岐伯对曰：夫邪之客于形也，必先舍于皮毛，留而不去，入舍于孙脉，留而不去，入舍于络脉，留而不去，入舍于经脉，内连五藏，散于肠胃，阴阳俱感，五藏乃伤。此邪之从皮毛而入，极于五藏之次也。如此则治其经焉[2]。今邪客于皮毛，入舍于孙络，留而不去，**

---

1　缪刺：针刺部位与病变部位的相交错。缪，错误。这里指交错的意思。

2　治其经：张景岳："邪气自浅入深，而积于五藏之次者，当治其经，治经者，十二经穴之正刺也，尚非缪刺之谓。"

**闭塞不通，不得入于经，流溢于大络[1]，而生奇病也[2]。夫邪客大络者，左注右，右注左，上下左右，与经相干[3]，而布于四末。其气无常处，不入于经俞，命曰缪刺。**

黄帝问道：我听说有一种"缪刺"，但不知道它的意义，究竟什么叫缪刺？岐伯回答说：大凡病邪侵袭人体，必须首先侵入皮毛；如果逗留不去，就进入孙脉，再逗留不去，就进入络脉，如还是逗留不去，就进入经脉，并向内延及五脏，流散到肠胃；这时表里都受到邪气侵袭，五脏就要受伤。这是邪气从皮毛而入，最终影响到五脏的次序。像这样，就要治疗其经穴了。如邪气从皮毛侵入，进入孙络后，就逗留而不去，由于络脉闭塞不通，邪气不得入于经脉，于是就流溢于大络中，从而生成一些异常疾病。邪气侵入大络后，在左边的就流窜到右边，在右边的就流窜到左边，或上或下，或左或右，但只影响到络脉而不能进入经脉之中，从而随大络流布到四肢；邪气流窜无一定地方，也不能进入经脉腧穴，所以病气在右而症见于左，病气在左而症见于右，必须右痛刺左，左痛刺右，才能中邪，这种刺法就叫作"缪刺"。

**帝曰：愿闻缪刺以左取右、以右取左，奈何？其与巨刺何以**

---

1　流溢：高士宗："流溢，传注也。"盖即水胀满而泛滥之意。大络：较大的络脉。吴昆："十二经脉之大络，难经所谓络脉十五者是也。"

2　奇病：张景岳："病在支络，行不由经，故曰奇病。"即异于寻常的疾病叫作奇病。

3　与经相干：马莳："其邪客大络，左注于右，右注于左，上下左右，于经相干，其实不得入于经，而止布于四末。"

别之[1]？岐伯曰：邪客于经，左盛则右病，右盛则左病。亦有移易者，左痛未已，而右脉先病，如此者，必巨刺之，必中其经，非络脉也。故络病者，其痛与经脉缪处[2]，故命曰缪刺。

帝曰：愿闻缪刺奈何？取之何如？岐伯曰：邪客于足少阴之络，令人卒心痛[3]，暴胀，胸胁支满。无积者[4]，刺然骨之前出血[5]，如食顷而已[6]。不已，左取右，右取左。病新发者，取五日，已。邪客于手少阳之络，令人喉痹舌卷，口干心烦，臂外廉痛，手不及头[7]。刺手中指次指爪甲上去端如韭叶各一痏[8]。壮者立已，老者有顷已[9]。左取右，右取左。此新病，数日已。

黄帝道：我想听听缪刺左病右取、右病左取的道理是怎样的？它和巨刺法怎么区别？岐伯说：邪气侵袭到经脉，如果左边经气较盛则影响到右边经脉，或右边经气较盛则影响到左边经

---

1　巨刺：吴昆："巨刺，大经之刺也。"巨刺与缪刺同是左取右，右取左，其不同点在巨刺专刺大经，缪刺专刺大络。

2　痛与经脉缪处：高士宗："缪处，异处也，谓经脉之痛，深而在里，络脉之痛，支而横居。"就是疼痛的部位与经脉所在的部位不同。

3　卒心痛：就是突然心痛。

4　无积者：高士宗："胀满有积，当刺其胸胁，若无积者病，少阴之络伤走心包，故当刺然骨之前。"无积即胁下没有积聚。

5　然骨之前：当是然谷穴。

6　食顷：就是吃了一顿饭的时间，形容时间短暂。

7　手不及头：就是两手上举时不能碰及头部。

8　中指次指：新校正云："按甲乙关冲穴出小指次指之端，今言中指者，误也。"张景岳、吴昆亦据新校正作小指。去端如韭叶：就是离开手指甲如韭菜叶宽处。丹波元简："按甲乙少泽，手小指之端，取爪甲一分，以此推之，凡云如韭叶者，当以一分为准。"

9　有顷：是距离时间不久。

脉；但也有左右相互转移的，如左边疼痛尚未好，而右边经脉已开始有病，像这样，就必须用巨刺法了。但是运用巨刺必定要邪气中于经脉，邪气留络脉决不能运用，因为它不是络脉的病变。因为络病的病痛部位与经脉所在部位不同，因此称为"缪刺"。

黄帝道：我想知道缪刺怎样进行，怎样用于治疗病人？岐伯说：邪气侵入足少阴经的络脉，使人突然发生心痛，腹胀大，胸胁部胀满但并无积聚，针刺然谷穴出些血，大约过一顿饭的工夫，病情就可以缓解；如尚未好，左病则刺右边，右病则刺左边。新近发生的病，针刺五天就可痊愈。邪气侵入手少阳经的络脉，使人发生咽喉疼痛痹塞，舌卷，口干，心中烦闷，手臂外侧疼痛，抬手不能至头，针刺手小指侧的次指指甲上方，距离指甲如韭菜叶宽那样远处的关冲穴，各刺一针。壮年人马上就见缓解，老年人稍待一会儿也就好了。左病则刺右边，右病则刺左边。如果是新近发生的病，几天就可痊愈。

**邪客于足厥阴之络，令人卒疝暴痛[1]。刺足大指爪甲上与肉交者各一痏[2]。男子立已，女子有顷已。左取右，右取左。**

**邪客于足太阳之络，令人头项肩痛。刺足小指爪甲上与肉交者各一痏，立已。不已，刺外踝下三痏，左取右，右取左，如食顷已。**

邪气侵袭足厥阴经的络脉，使人突然发生疝气，剧烈疼痛，针刺足大趾爪甲上与皮肉交接处的大敦穴，左右各刺一针。男子立刻

---

1　卒疝暴痛：高士宗："经脉篇：足厥阴之别，其病气逆，则睾肿卒疝。"就是突然疼痛的"疝气"。

2　肉交：张志聪："即去端如韭许。"就是指甲和皮肉交界的地方。

缓解，女子稍待一会儿也就好了。左病则刺右边，右病则刺左边。

邪气侵袭足太阳经的络脉，使人发生头项肩部疼痛，针刺足小趾爪甲上与皮肉交接处的至阴穴，各刺一针，立刻就缓解。如若不缓解，再刺外踝下的金门穴三针。左病则刺右边，右病则刺左边。大约一顿饭的工夫也就好了。

邪客于手阳明之络，令人气满胸中，喘息而支胠，胸中热。刺手大指次指爪甲上去端如韭叶，各一痏，左取右，右取左，如食顷已。

邪客于臂掌之间[1]，不可得屈。刺其踝后[2]，先以指按之痛，乃刺之，以月死生为数[3]：月生一日一痏，二日二痏，十五日十五痏，十六日十四痏。

邪客于足阳跷之脉[4]，令人目痛从内眦始[5]，刺外踝之下半寸所

---

1　臂掌之间：是指心包络手厥阴经之络。高士宗："经络篇曰：心主手厥阴心包络之脉，下臂如掌中，病则臂肘挛急，掌中热。故邪客于臂掌之间，不可得屈。"

2　刺其踝后：马莳："当刺心经之通里穴也。"张景岳："手厥阴经者，踝后者，以两踝言，踝中之后，则内关也，内关谓手厥阴之络，故当取之。"高士宗："先以指按之，按之而痛，乃刺之。"按前后文义，不宜固定为某穴，今从高注。

3　月死生为数：望日以后，月亮向缺为月死，朔日以后，月向圆为月生。张景岳："月之死生，随日盈缩，以为数也。故日初一至十五，月日以盈，为之生数，当一日一痏，一痏，即一刺也，之十五日，渐增至十五痏亦，自十六至三十日，月日以缩，为之死数，当日减一刺，以朔望谓进止也。"

4　足阳跷之脉：马莳本无足字。高士宗："脉度篇：跷脉，从足至目，属目内眦，故邪客于足阳跷之脉，令人目痛，从内眦始。"

5　内眦：就是眼睛的内角。

**各二痏[1]。左刺右，右刺左，如行十里顷而已。**

邪气侵袭手阳明经的络脉，使人发生胸中气满，喘息而胁肋部撑胀，胸中发热，针刺手大指侧的次指指甲上方，距离指甲如韭菜叶宽那样远处的商阳穴，各刺一针。左病则刺右边，右病则刺左边，大约一顿饭的工夫也就好了。

邪气侵入手厥阴经的络脉，使人发生臂掌之间疼痛，不能弯曲，针刺手腕后方，先以手指按压，找到痛处，再针刺。根据月亮的圆缺确定针刺的次数，例如月亮开始生光，初一刺一针，初二刺二针，以后逐日加一针，直到十五日加到十五针，十六日又减为十四针，以后逐日减一针。

邪气侵入足部的阳跷脉，使人发生眼睛疼痛，从内眦开始，针刺外踝下面约半寸后的申脉穴，各刺一针。左病则刺右边，右病则刺左边，大约如人步行十里路的工夫就可以好了。

**人有所堕坠，恶血留内，腹中满胀，不得前后[2]。先饮利药[3]。此上伤厥阴之脉，下伤少阴之络[4]。刺足内踝之下、然骨之前血脉**

---

1　外踝之下半寸所：高士宗：“仆参穴也。”丹波元简：“按甲乙云，申脉，阳跷所生也。在足外踝下陷者中，容爪甲许。又云：仆参，在跟骨下陷者中，则知旧注为是。”

2　不得前后：就是大小便不通。

3　利药：吴昆：“先宜饮利瘀血药也。”此处是指通便导瘀的药品。

4　上伤厥阴之脉，下伤少阴之络：张景岳：“凡堕坠者，必病在筋骨，故上伤厥阴之脉，肝主筋也，下伤少阴之络，肾主骨也，刺然骨之前出血，即少阴之络也。”

出血，刺足跗上动脉[1]。不已，刺三毛上各一痏[2]，见血立已，左刺右，右刺左。善悲惊不乐，刺如右方。

邪客于手阳明之络，令人耳聋，时不闻音[3]，刺手大指次指爪甲上，去端如韭叶，各一痏，立闻。不已，刺中指爪甲上与肉交者[4]，立闻。其不时闻者[5]，不可刺也。耳中生风者[6]，亦刺之如此数。左刺右，右刺左。

人由于堕坠跌伤，瘀血停留体内，使人发生腹部胀满，大小便不通，要先服通便导瘀的药物。这是由于坠跌，上面伤了厥阴经脉，下面伤了少阴经的络脉。针刺取其足内踝之下、然骨之前的血脉，刺出其血，再刺足背上动脉处的冲阳穴；如果病不缓解，再刺足大趾三毛处的大敦穴各一针，出血后病立即就缓解。左病则刺右边，右病则刺左边。假如有好悲伤或惊恐不乐的现象，刺法同上。

邪气侵入手阳明经的络脉，使人耳聋，间断性失去听觉，针刺手大指侧的次指指甲上方，距离指甲如韭菜叶宽那样远处的商阳穴各一针，立刻就可以恢复听觉；如若不缓解，再刺中指爪甲上与皮

---

1　足跗上动脉：王冰谓阳明经之冲阳穴，张景岳谓厥阴经之太冲穴。此处似指冲阳穴，主治腹中满胀，故取之。

2　三毛上：指大敦穴。

3　时不闻音：张志聪："时不闻者：谓有时闻而有时不闻。"

4　刺中指爪甲上：吴昆："中指，改小指，为关冲穴，手少阳并。"张景岳："中指爪甲上，手厥阴之并，中冲穴也。以心主之脉出耳后，合少阳完骨之下，故宜取之。"今从张注。

5　其不时闻者：张景岳："时或有闻者，尚为可治，其不闻者，络气已绝，刺亦无益，故不可不察也。"

6　耳中生风：吴昆："生风，如风之号也。"就是耳中鸣响，飕飕有声。

肉交接处的中冲穴，马上就可听到声音。如果是完全失去听力的，就不可用针刺治疗了。假如耳中鸣响，如有风声，也采取上述方法进行针刺治疗。左病则刺右边，右病则刺左边。

**凡痹往来行无常处者[1]，在分肉间痛而刺之[2]，以月死生为数。用针者，随气盛衰以为痏数[3]。针过其日数，则脱气[4]；不及日数，则气不写。左刺右，右刺左。病已，止；不已，复刺之如法。月生一日一痏，二日二痏，渐多之；十五日十五痏，十六日十四痏，渐少之。**

**邪客于足阳明之络，令人鼽衄，上齿寒。刺足中指次指爪甲上与肉交者各一痏[5]，左刺右，右刺左。**

凡是痹证疼痛走窜，无固定地方的，就随疼痛所在而刺其分肉之间，根据月亮盈亏变化确定针刺的次数。凡有用针刺治疗的，都要随着人体在月周期中气血的盛衰情况来确定用针的次数，如果用针次数超过其相应的日数，就会损耗人的正气，如果达不到相应的日数，邪气又不得泻除。左病则刺右边，右病则刺左边。病好了，就不要再刺；若还没有痊愈，按上述方法再刺。月亮新生的初一刺一针，初二刺二针，以后逐日加一针，直到十五日加到十五针，十六日又减为十四针，以后逐日减一针。

---

1 凡痹往来行无常处者：高士宗："此言往来，不涉经脉，但当缪刺其络脉，不必刺其腧穴也。"

2 痛而刺之：张景岳："谓随痛所在，求其络而缪刺之也。"

3 随气盛衰：就是随着痹症的轻重而针刺的意思。

4 脱气：耗散正气。

5 足中指次指：中指次指，皆足阳明所出之经，即足阳明厉兑穴。

邪气侵入足阳明经的络脉，使人发生鼻塞，衄血，上齿寒冷，针刺足中趾侧的次趾爪甲上方与皮肉交接处的厉兑穴，各刺一针。左病则刺右边，右病则刺左边。

**邪客于足少阳之络，令人胁痛，不得息，咳而汗出。刺足小指次指爪甲上与肉交者各一痏，不得息立已，汗出立止，咳者温衣饮食[1]，一日已。左刺右，右刺左，病立已。不已，复刺如法。**

**邪客于足少阴之络，令人嗌痛，不可内食，无故善怒，气上走贲上[2]。刺足下中央之脉各三痏[3]，凡六刺，立已，左刺右，右刺左[4]。**

邪气侵入足少阳经的络脉，使人胁痛而呼吸不畅，咳嗽而汗出，针刺足小趾侧的次趾爪甲上方与皮肉交接处的窍阴穴，各刺一针，呼吸不畅马上就缓解，出汗也就很快停止了；如果有咳嗽的要嘱其注意衣服饮食的温暖，这样一天就可好了。左病则刺右边，右病则刺左边，疾病很快就可痊愈。如果仍未痊愈，按上述方法再刺。

邪气侵入足少阴经的络脉，使人咽喉疼痛，不能进饮食，往往无故发怒，气上逆直至贲门之上，针刺足心的涌泉穴，左右各三针，共六针，可立刻缓解。左病则刺右边，右病则刺左边。

---

1　温衣饮食：张志聪："咳者，邪干肺也，故宜温衣及温暖饮食，若形寒饮冷，是为重伤矣。"

2　贲上：就是贲门（胃上口）以上的部位。

3　足下中央之脉：张景岳："足下中央少阴之并，涌泉穴也。"

4　左刺右，右刺左：高士宗称此六字为衍文，附此参考。

邪客于足太阴之络，令人腰痛，引少腹，控䏚[1]，不可以仰息[2]，刺腰尻之解两胂之上[3]。以月死生为痏数，发针立已，左刺右，右刺左。

邪客于足太阳之络，令人拘挛背急，引胁而痛，内引心而痛。刺之从项始数脊椎，侠脊，疾按之，应手如痛[4]，刺之旁三痏，立已。

邪气侵入足太阴经的络脉，使人腰痛连及少腹，牵引至胁下，不能挺胸呼吸，针刺腰尻部的骨缝当中及两旁肌肉上的下尻穴，这是腰部的腧穴，根据月亮圆缺确定用针次数，出针后马上就好了。左病则刺右边，右病则刺左边。

邪气侵入足太阳经的络脉，使人背部拘急，牵引胁肋部疼痛，针刺应从项部开始沿着脊骨两旁向下按压，在病人感到疼痛处周围针刺三针，病立刻就好。

邪客于足少阳之络，令人留于枢中痛，髀不可举。刺枢中以毫针，寒则久留针，以月死生为数，立已。

---

1 控：张景岳："控，引也。"

2 仰息：胸部挺起，脊柱伸直而呼吸。

3 刺腰尻之解两胂之上：张景岳："腰尻骨解之上者，肾脉腰俞之旁也。腰俞止一穴居中，本无左右，此言左取右，右取左者，必腰俞左右，即足太阳之下髎穴也。"

4 应手如痛："刺不拘穴俞而刺，谓之应痛穴。"就是在疼痛的地方取穴下针，又名"阿是穴"。

**治诸经刺之，所过者不病，则缪刺之[1]。耳聋，刺手阳明[2]。不已，刺其通脉出耳前者[3]。齿龋[4]，刺手阳明。不已，刺其脉入齿中，立已。**

**邪客于五藏之间，其病也，脉引而痛，时来时止。视其病，缪刺之于手足爪甲上，视其脉，出其血，间日一刺，一刺不已，五刺已。缪传引上齿[5]，齿唇寒痛。视其手背脉血者去之，足阳明中指爪甲上一痏，手大指次指爪甲上各一痏，立已，左取右，右取左。**

邪气侵入足少阳经的络脉，使人环跳部疼痛，腿骨不能举动，以毫针刺其环跳穴，有寒的可留针久一些，根据月亮盈亏的情况确定针刺的次数，很快就好。

治疗各经疾病用针刺的方法，如果经脉所经过的部位未见病变，就应用缪刺法。耳聋针刺手阳明经商阳穴，如果不好，再刺其经脉走向耳前的听宫穴。蛀牙病刺手阳明经的商阳穴，如果不好，再刺其走入齿中的经络，很快就见效。

邪气侵入到五脏之间，其病变表现为经脉牵引作痛，时痛时止，根据其病的情况，在其手足爪甲上进行缪刺法，择有血液郁滞

---

1　治诸经刺之，所过者不病，则缪刺之：高士宗："治诸经刺之，谓治诸经之病，则正刺其经也。所过者不病，谓诸经所过之道，不为邪客，而不病也，不病，则但在于络，故缪刺之。"

2　手阳明：此处指商阳穴。

3　通脉出耳前者：就是听宫穴。甲乙经以"通脉"作"过脉"。

4　齿龋：就是蛀牙病。

5　缪传：就是交叉感染的意思。张志聪："谓阳明之邪，缪传于足阳明之脉也。"因上齿属足阳明经，故称缪传。

的络脉，刺出其血，隔日刺一次，一次不见好，连刺五次就可好了。阳明经脉有病气交错感传而牵引上齿，出现唇齿寒冷疼痛，可视其手背上经脉有郁血的地方针刺出血，再在足阳明中趾爪甲上刺一针，在手大拇指侧的次趾爪甲上的商阳穴各刺一针，很快就好了。左病则刺右边，右病则刺左边。

**嗌中肿，不能内唾[1]，时不能出唾者，刺然骨之前，出血立已，左刺右，右刺左。**

如果咽喉肿起而疼痛，不能进饮食，想咯吐痰涎又不能咯出来，针刺然骨前面的然骨穴，使之出血，很快就好。左病则刺右边，右病则刺左边。

**邪客于手足少阴太阴、足阳明之络，此五络皆会于耳中[2]，上络左角[3]，五络俱竭，令人身脉皆动，而形无知也，其状若尸，或曰尸厥[4]。刺其足大指内侧爪甲上去端如韭叶，后刺足心，后刺足中指爪甲上各一痏，后刺手大指内侧去端如韭叶，后刺手心主[5]、少阴锐骨之端各一痏，立已。不已，以竹管吹其两耳，鬄其左角**

---

1　不能内唾：高士宗："内，犹咽也。"

2　此五络皆会于耳中：张兆璜："宗脉者，宗气所处之脉也，即谓之大络，出于乳下，聚于耳中。"

3　上络左角：马莳："络于左耳之额角。"

4　尸厥：王冰："五络闭结而不通，故其状若尸也，以是从厥而生，故或曰尸厥。"马莳："身脉虽动而昏晕迷心，其形任人推呼而无有知觉，状类于尸，名曰尸厥。"

5　后刺手心主：张景岳："手厥阴之井，中冲穴也，凡邪在心者，皆在于心之包络，故取之。"

之发方一寸[1]，燔治，饮以美酒一杯[2]，不能饮者灌之，立已。

凡刺之数，先视其经脉，切而从之[3]，审其虚实而调之。不调者，经刺之[4]。有痛而经不病者，缪刺之，因视其皮部有血络者，尽取之。此缪刺之数也。

邪气侵入到手少阴、手太阴、足少阴、足太阴和足阳明的络脉，这五经的络脉都聚会于耳中，并上绕左耳上面的额角，假如由于邪气侵袭而至此五络的真气全部衰竭，就会使经脉都振动，而形体失去知觉，就像死尸一样，有人把它叫作"尸厥"。这时应当针刺其足大趾内侧距离爪甲有韭菜叶宽远处的隐白穴，然后再刺足心的涌泉穴，再刺足中趾爪甲上的厉兑穴，各刺一针；然后再刺手大指内侧距离爪甲有韭菜叶宽处的少商穴，再刺手少阴经在掌后锐骨端的神门穴，各刺一针，当立刻清醒。如仍不好，就用竹管吹病人两耳之中，并把病人左边头角上的头发剃下来，取一方寸左右，烧制为末，用好酒一杯冲服，如因失去知觉而不能饮服，就把药酒灌下去，很快就可恢复过来。

大凡刺治的方法，先要根据所病的经脉，切按推寻，评审虚实而进行调治；如果经络不调，先采用经刺的方法；如果有病痛而经脉没有病变，再采用缪刺的方法，要看皮肤是否有瘀血的络脉，如有应全部把瘀血刺出。以上就是缪刺的方法。

---

1　鬄：高士宗："鬄，髢同，俗作剃。"

2　燔治，饮以美酒一杯：张景岳："燔治，烧制为末也。饮以美酒，助药力引血气也。"

3　切而从之：甲乙经"从"作"循"。

4　经刺：就是互刺。

# 卷　三

# 阴阳离合论第十九

阴阳是对立统一的法则，合而言之，则阴阳为一气；分而言之，则十、百、千、万，可至于无穷尽之数，但总的来说，无非是一个变化的道理。人身的经络也是这样，分而言之谓之离，有阴经，有阳经，阴阳经中尚有太、少、明、厥之分；并而言之谓之合，表与里同归一气，太、少、明、厥之间，亦必须互相协调。本篇名为"阴阳离合论"，就是具体讨论了这些变化的道理，特别是三阴三阳经脉的开、阖、枢生理特性。

黄帝问曰：余闻天为阳，地为阴，日为阳，月为阴，大小月三百六十日成一岁，人亦应之。今三阴三阳不应阴阳，其故何也？岐伯对曰：阴阳者，数之可十，推之可百，数之可千，推之可万[1]，万之大不可胜数，然其要一也[2]。天复地载[3]，万物

---

1　推：是推广演绎的意思。

2　其要一也：意思是说，从阴阳而推演，固然有十、百、千、万以至不可胜数，但是归纳起来，总的精神不外乎对立统一的阴阳道理。所以吴昆说："其要则本于一阴一阳也。"

3　天复地载：万物在天之下，地之上，所以说"天复地载"。复，同覆。张志聪："有天地，然后万物生焉。"

方生。**未出地者，命曰阴处[1]，名曰阴中之阴；则出地者，命曰阴中之阳。阳予之正，阴为之主[2]。故生因春，长因夏，收因秋，藏因冬[3]，失常则天地四塞[4]。阴阳之变，其在人者，亦数之可数[5]。**

黄帝问道：我听说天属阳，地属阴，日属阳，月属阴，大月和小月合起来三百六十天而成为一年，人体也与此相应。如今听说人体的三阴三阳，和天地阴阳之数不相符合，这是什么道理？

岐伯回答说：天地阴阳的范围，极其广泛，在具体运用时，经过进一步推演，则可以由十到百，由百到千，由千到万，再演绎下去，甚至是数不尽的，然而其总的原则仍不外乎对立统一的阴阳道理。天地之间，万物初生，未长出地面的时候，叫作居于阴处，称之为阴中之阴；若已长出地面的，就叫作阴中之阳。有阳气，万物才能生长，有阴气，万物才能成形。所以万物的发生，因于春气的温暖，万物的盛长，因于夏气的炎热，万物的收成，因于秋气的清凉，万物的闭藏，因于冬气的寒冷。如果四时阴阳失序，气候无常，天地间的生长收藏的变化就要失去正常。这种阴阳变化的道理，对人来说，也是有一定的规律，并且可以推测而知的。

---

1　阴处：是伏居于地下的意思。张景岳："未出乎地，处阴之中，故曰阴处。"

2　阳予之正，阴为之主：有阳气，万物才能生长；有阴气，万物才能成形。所以王冰说："阳施正气，万物方生；阴为主持，群形乃立。"张景岳："予，与同。"

3　生因春，长因夏，收因秋，藏因冬：王冰："春夏为阳，故生长；秋冬为阴，故收藏。"

4　天地四塞：张景岳："四塞者，阴阳否隔，不相通也。"即自然界中四时阴阳之气失去正常的意思。

5　数之可数：吴昆："数，上如字，下上声。数，推测也。"

帝曰：愿闻三阴三阳之离合也[1]。岐伯曰：圣人南面而立，前曰广明[2]，后曰太冲[3]，太冲之地，名曰少阴，少阴之上，名曰太阳，太阳根起于至阴[4]，结于命门[5]，名曰阴中之阳。中身而上，名曰广明，广明之下，名曰太阴，太阴之前，名曰阳明，阳明根起于厉兑[6]，名曰阴中之阳。厥阴之表，名曰少阳，少阳根起于窍阴[7]，名曰阴中之少阳。是故三阳之离合也，太阳为开，阳明为阖，少阳为枢[8]。三经者，不得相失也，抟而勿浮[9]，命曰一阳[10]。

黄帝说：我愿意听你讲讲三阴三阳的离合情况。岐伯说：圣人面向南方站立，前方名叫广明，后方名叫太冲，行于太冲部位的经

--------

1　离合：离，是分开；合，是合并。

2　广明：指属阳的部位，广明是阳盛的意思。以一身前后言，则前为广明；以一身上下言，则半身以上为广明。张志聪："人皆面南而背北，左东而右西……南面为阳，故曰广明。"

3　太冲：指属阴的部位。张志聪："背北为阴，故曰太冲。"

4　根起于至阴：在下为根。至阴，穴名，在足小趾外侧。马莳："太阳经脉之行，其根起于足小指外侧之至阴。"

5　结于命门：结在上为结。命门，灵枢根结篇："命门者，目也。"命门就是睛明穴。

6　厉兑：胃经井穴。王冰："厉兑，穴名，在足大趾侧次趾之端。"

7　窍阴：穴名，在足小趾侧次趾之端。灵枢根结篇："少阳根于窍阴，结于窗笼者，耳中也。"耳中，即听宫也。

8　太阳为开，阳明为阖，少阳为枢：指太阳主表，阳明主里，少阳介于表里之间的意思。张景岳："太阳为开，谓阳气发于外，为三阳之表也；阳明为阖，谓阳气蓄于内，为三阳之里也；少阳为枢，谓阳气在表里之间，可出可入，如枢机也。"

9　抟而勿浮：抟，音 tuán；抟而勿浮，就是结合而不散的意思。

10　一阳：三阳开、阖、枢，不是各自为政的，而是相互密切联系的，所以合起来讲，称为一阳。

脉，叫作少阴。在少阴经上面的经脉，名叫太阳，太阳经的下端起于足小趾外侧的至阴穴，其上端结于睛明穴，因太阳为少阴之表，故称为阴中之阳。再以人身上下而言，上半身属于阳，称为广明，广明之下称为太阴，太阴前面的经脉，名叫阳明，阳明经的下端起于足大指侧次指之端的厉兑穴，因阳明是太阴之表，故称为阴中之阳。厥阴为里，少阳为表，故厥阴之表，为少阳经，少阳经下端起于窍阴穴，因少阳居厥阴之表，故称为阴中之少阳。因此，三阳经的离合，分开来说，太阳主表为开，阴明主里为阖，少阳介于表里之间为枢。但三者之间，不是各自为政，而是相互紧密联系着的，所以合起来称为一阳。

帝曰：愿闻三阴。岐伯曰：外者为阳，内者为阴，然则中为阴，其冲在下[1]，名曰太阴，太阴根起于隐白[2]，名曰阴中之阴。太阴之后，名曰少阴，少阴根起于涌泉[3]，名曰阴中之少阴。少阴之前，名曰厥阴[4]，厥阴根起于大敦[5]，阴之绝阳[6]，名曰阴之绝阴。是故三阴之离合也，太阴为开，厥阴为阖，少阴为枢[7]。三经者，不

1　其冲：指行于太冲之地的少阴。马莳："其冲脉则在下。"

2　隐白：穴名，在足大趾端。

3　涌泉：穴名，在足心下卷趾宛宛中。

4　厥：作尽字讲。

5　大敦：穴名，在足大趾端。马莳："厥阴经脉之行，其根起于足大趾端之大敦穴。"

6　绝：作尽字讲。

7　太阴为开，厥阴为阖，少阴为枢：太阴为开，以太阴为三阴之表；厥阴为阖，以厥阴为三阴之里；少阴为枢，以少阴为太厥、表里出入的户枢。又王冰："开、阖、枢者，亦气之不等也。"

**得相失也，抟而勿沉，名曰一阴。阴阳𧒂𧒂[1]，积传为一周[2]，气里形表而为相成也。**

黄帝说：愿意再听你讲讲三阴的离合情况。岐伯说：在外的为阳，在内的为阴，所以在里的经脉称为阴经，行于少阴前面的称为太阴，太阴经的根起于足大指之端的隐白穴，称为阴中之阴。太阴的后面，称为少阴，少阴经的根起于足心的涌泉穴，称为阴中之少阴。少阴的前面，称为厥阴，厥阴经的根起于足大指之端的大敦穴，由于两阴相合而无阳，厥阴又位于最里，所以称之为阴之绝阴。因此，三阴经之离合，分开来说，太阴为三阴之表为开，厥阴为主阴之里为阖，少阴位于太、厥表里之间为枢。但三者之间，不能各自为政，而是相互协调紧密联系着的，所以合起来称为一阴。阴阳之气，运行不息，递相传注于全身，气运于里，形立于表，这就是阴阳离合、表里相成的缘故。

---

1　𧒂𧒂：阴阳之气运行不息。𧒂音 zhōng，是往来流行不息的意思。张景岳："言阴阳之气，运动无已也。"

2　积传：王冰："积，谓积脉之动也；传，谓阴阳之气流传也。夫脉气往来，动而不止，积其所动，气血循环，水下二刻而一周于身，故曰积传为一周也。"

# 十二藏相使第二十

　　本篇内容讨论了人体六脏六腑的功能特点，其中特别强调了"心"的"君主"作用，并与当时政治现象相类比，来说明它们之间的相互关系，这是中医"医道通治道"学说的先河。故以"十二藏相使"名篇。文章指出，人体内脏机能既分工又合作的相互关系、心主神明和在十二脏中的主宰地位、"主明则下安"与"主不明则十二官危"的重要作用。并指出"至道在微"，告诫人们，注意健康，应该慎重于始，任疾病蔓延发展，问题就大了。

　　**黄帝问曰：愿闻十二藏之相使[1]，贵贱何如[2]？岐伯对曰：悉乎哉问也！请遂言之。心者，君主之官也[3]，神明出焉[4]；肺者，相**

---

1　十二藏：是指心、肺、肝、脾、肾、膻中、胆、胃、大肠、小肠、三焦、膀胱之十二脏器。张景岳："藏，去声。分言之，阳为府，阴为藏；合言之，皆可称藏，犹言库藏之藏，所以藏物者。"相使：张景岳："辅相臣使之谓。"按即互相之间的使用。

2　贵贱：此处作重要与次要解。吴昆："清者为贵，浊者为贱。"张景岳："君臣上下之分。"

3　君主：古代封建统治阶级的首脑，通称君主。

4　神明：张景岳："聪明智慧，莫不由之。"盖是一种肉眼看不见的伟大力量，包括智慧和思想等。人的精神叫神明。

傅之官[1]，治节出焉[2]；肝者，将军之官，谋虑出焉；胆者，中正之官[3]，决断出焉；膻中者[4]，臣使之官[5]，喜乐出焉；脾胃者，仓廪之官，五味出焉[6]；大肠者，传道之官[7]，变化出焉[8]；小肠者，受盛之官[9]，化物出焉[10]；肾者，作强之官[11]，伎巧出焉[12]；三焦者，决

---

1　相傅：古代辅佐君主的官员，即宰相。

2　治节：张景岳："节，制也。肺主气，气调则营卫藏府无所不治，故曰：治节出焉。"这里指治理和调节全身的气。

3　中正：公正的意思。古代官名。

4　膻中：又名心包络，在心脏之外围。

5　臣使：李中梓："贴近君主，故称臣使。藏府之官，莫非王臣，此独泛言臣，又言使者，使令之臣，如内侍也。"臣使，古代奉行君主的使命人。

6　仓廪：贮藏粮食的仓库。《荀子·富国》篇杨倞注："谷藏曰仓，米藏曰廪。"仓廪：储藏未去壳的谷物的地方称为仓，储藏已去壳的谷物的地方称为廪。

7　传道：转送运输的意思。韩诗外传："大肠者，转输之府也。"

8　变化：这里指分化食物的糟粕。

9　受盛：受纳的意思。

10　化物：意思是说，化生出食物的精华。高士宗："受胃之浊，水谷未分，犹之受盛之官，腐化食物，先化后变，故化物由之出焉。"

11　作强：作能力充实解。吴昆："作用强力也。"张隐庵："肾藏志，志立则强于作用。"

12　伎巧：伎巧就是作用精巧。张景岳："伎，技同。"

**渎之官[1]，水道出焉；膀胱者，州都之官[2]，津液藏焉[3]，气化则能出矣[4]。凡此十二官者[5]，不得相失也[6]。**

黄帝问道：我想听你谈一下人体六脏六腑这十二个器官的职责分工、高低贵贱是怎样的呢？岐伯回答说：你问得真详细呀！请让我谈谈这个问题。心，主宰全身，是君主之官，人的精神意识思维活动都由此而出。肺，是相傅之官，犹如相傅辅佐着君主，因主一身之气而调节全身的活动。肝，主怒，像将军一样的勇武，称为将军之官，谋略由此而出。胆，是中正之官，决断由此而出。膻中，围护着心而接受其命令，是臣使之官，心志的喜乐，靠它传达出来。脾和胃主司饮食的受纳和布化，是仓廪之官，五味的营养靠它们的作用而得以消化、吸收和运输。大肠是传导之官，它能传送食物的糟粕，使其变化为粪便排出体外。小肠是受盛之官，它承受胃中下行的食物而进一步分化清浊。肾，是作强之官，它能够使人发挥强力而产生各种技巧。三焦，是决渎之官，它能够通行水道。膀

---

1　决渎：张景岳："决，通也；渎，水道也。上焦不治，则水泛高原；中焦不治，则水留中脘；下焦不治，则水乱二便。三焦气治，则脉络通而水道利。故曰决渎之官。"决渎意即疏通水道。

2　州都：州指水中的陆地；都，指水所汇集之处；州都，古代州县。这里是指机体水液汇合的场所。

3　津液：指人身有用的体液。灵枢决气篇："腠理发泄，汗出溱溱，是谓津；谷入气满，淖泽注于骨，骨属屈伸，洩泽，补益脑髓，皮肤润泽，是谓液。"

4　气化：促使活动的能力。张景岳："气为水母，知气化能出之旨，则治水之道，思过半矣。"这里的气化是指膀胱的机能作用。

5　十二官：总括六脏六腑而言。

6　相失：相互之间，失去协调。马莳："上下相使，彼此相济，不得相失。"不得相失：不得失去相互的作用。

胱是州都之官，蓄藏津液，通过气化作用，方能排出尿液。以上这十二官，虽有分工，但其作用应该协调而不能相互脱节。

故主明则下安，以此养生则寿，殁世不殆[1]，以为天下则大昌[2]。主不明则十二官危，使道闭塞而不通[3]，形乃大伤[4]，以此养生则殃[5]，以为天下者，其宗大危[6]，戒之戒之！

至道在微，变化无穷，孰知其原？窘乎哉[7]！消者瞿瞿[8]，孰知其要？闵闵之当[9]，孰者为良？恍惚之数[10]，生于毫氂[11]，毫氂之数，起于度量[12]！千之万之，可以益大，推之大之，其形乃制[13]。

---

1　殁世：终身的意思。张志聪："终身而不致危殆。"殆：疾危。不殆：没有危险的意思。

2　昌：盛旺兴隆的意思。

3　使道：气血流通的道路。又王冰："谓神气行使之道也。"

4　形：指形体。

5　殃：危险、祸害的意思。

6　其宗大危：这里是指国家和宗族都要遭受危亡。

7　窘：音菌。张景岳："穷也。"即困难的意思。

8　消者瞿瞿：消者，消通"肖"，指有智慧的人；瞿瞿，勤奋的样子。

9　闵闵：张景岳："忧恤也。"即关怀的意思。闵闵之当：闵闵，深远的意思；当，事理妥当、合适的意思；闵闵之当，就是指道理深奥的意思。

10　恍惚：张志聪："心神之萌动。"即似有似无的意思。

11　毫氂：氂，同厘。毫氂，形容极微小。

12　度量：王冰："毫氂虽小，积而不已，命数乘之，则起至于尺度斗量之绳准。"意思是说，数目起始虽小，但积多以后，便要用到尺度斗量了。这是比喻病情起初虽小而不察，但积而不愈，便扩大而可观了。

13　其形乃制：张景岳："积而不已，而形制益多也。"

黄帝曰：善哉！余闻精光之道、大圣之业[1]，而宣明大道[2]，非斋戒择吉日[3]，不敢受也。黄帝乃择吉日良兆，而藏灵兰之室，以传保焉[4]。

所以君主如果明智顺达，则下属也会安定正常，用这样的道理来养生，就可以使人长寿，终生不会发生重病，用来治理天下，就会使国家昌盛繁荣。君主如果不能明智顺达，那么，包括其本身在内的十二官就都要发生危险，各器官发挥正常作用的途径闭塞不通，形体就要受到严重伤害。在这种情况下，谈养生续命是不可能的，只会招致灾殃，缩短寿命。同样，以君主之昏聩不明来治理天下，那政权就危险难保了，千万要警惕再警惕呀！

至深的道理是微妙难测的，其变化也没有穷尽，谁能清楚地知道它的本源，实在是困难得很呀！有学问的人勤勤恳恳地探讨研究，可是谁能知道它的奥妙之处！那些道理暗昧难明，就像被遮蔽着，怎能了解到它的精华是什么！那似有若无的数量，是产生于毫厘的微小数目，而毫厘也是起于更小的度量，只不过把它们千万倍地积累扩大，推衍增益，才演变成了形形色色的世界。

黄帝说：好啊！我听到了精纯明彻的道理，这真是大圣人建立事业的基础，对于这宣畅明白的宏大理论，如果不为专心修省而

---

1　精光：张志聪："精，纯粹也；光，光明也。"即精细而又明白晓畅的意思。大圣：高士宗："主明下安，犹之大圣之业也。"这是以治国的称谓来称谓医道的，亦即"医道通治道"的意思。

2　宣明：通达明了的意思。

3　斋戒：诚心诚意的意思。张景岳："洗心曰斋，远欲曰戒。"

4　传保：高士宗："以传后世，而保守弗失焉。"

选择吉祥的日子，实在不敢接受它。于是，黄帝就选择有良好预兆的吉日，把这些著作珍藏在灵台兰室，很快地保存起来，以便流传后世。

# 六节藏象论第二十一

节，指度数，一个甲子为一节。六节即一年。本篇内容首先是讨论六六之节和九九之会的天度、气数，属于运气学说；其次又讨论藏象、脉象，着重阐述了人体内在藏府与外界四时的密切关系。由于内容包含这样两个重点，所以篇名就叫作"六节藏象论"。

**黄帝问曰：余闻天以六六之节[1]，以成一岁，人以九九制会[2]，计人亦有三百六十五节[3]，以为天地，久矣。不知其所谓也。**

黄帝问道：我听说天体的运行是以六个甲子构成一年，人则以九九极数的变化来配合天道的准度，而人又有三百六十五穴，与天地相应，这些说法，已听到很久了，但不知是什么道理？

**岐伯曰：悉哉问也！天至广不可度，地至大不可量。大神灵**

---

1　六六：六十天称为一个甲子；六六，就是六个甲子，所谓三百六十日也。

2　人以九九制会：人，后文作"地"；九九，指九野、九州、九窍、九藏等。制会，制谓准度，会谓配合，谓人与地以九州、九窍为准度，以配合天之六六之节。

3　节：指腧穴，一说骨节。

问[1]，请陈其方[2]。草生五色，五色之变，不可胜视；草生五味，五味之美，不可胜极。嗜欲不同，各有所通。天食人以五气[3]，地食人以五味。五气入鼻，藏于心肺，上使五色修明，音声能彰。五味入口，藏于肠胃，味有所藏，以养五气。气和而生，津液相成，神乃自生。

岐伯说：问得实在详细呀！天及其广阔，不可测度，地极其博大，也很难计量，像你这样伟大神灵的圣主既然发问，就请让我陈述一下其中的道理吧。草木显现五色，而五色的变化，是看也看不尽的；草木产生五味，而五味的醇美，是尝也尝不完的。人们对色味的嗜欲不同，而各色味是分别与五脏相通的。天供给人们以五气，地供给人们以五味。五气由鼻吸入，贮藏于心肺，其气上升，使面部五色明润，声音洪亮。五味入于口中，贮藏于肠胃，经消化吸收，五味精微内注五脏以养五脏之气。脏气和谐而保有生化机能，津液随之生成，神气也就在此基础上自然产生了。

帝曰：藏象何如[4]？岐伯曰：心者，生之本，神之处也[5]。其华

---

1　神灵：这里指天地之阴阳，因其变化无穷，所以称其为神灵。

2　方：大略的意思。

3　五气：臊气、焦气、香气、腥气、腐气。天食人以五气：天供给人们五气。食，供给。

4　藏象：王冰："象，谓所见于外，可阅者也。"即内脏功能所表现于外的现象。

5　神之处：指精神活动。

在面，其充在血脉，为阳中之太阳[1]，通于夏气。肺者，气之本，魄之处也[2]。其华在毛，其充在皮，为阳中之太阴[3]，通于秋气。肾者，主蛰[4]，封藏之本[5]，精之处也。其华在发，其充在骨，为阴中之少阴[6]，通于冬气。

肝者，罢极之本[7]，魂之居也。其华在爪，其充在筋，以生血气。其味酸，其色苍[8]。此为阴中之少阳[9]，通于春气。脾、胃、大肠、小肠、三焦、膀胱者，仓廪之本，营之居也[10]，名曰器，能化糟粕，转味而入出者也[11]。其华在唇四白[12]，其充在肌。其味甘，其色

---

1　阳中之太阳：灵枢九针十二原篇："阳中之太阳，心也。"按前面一个阳字，指部位，如就腹背、胸腹而言，则背为阳，胸为阳，腹为阳。太阳，是以五脏分阴阳，心为阳脏，位处上焦。故为阳中之太阳。这里的太、少、至词句，与六经不同，是在阴阳中再分阴阳，参金匮真言论"阴中有阴，阳中有阳"段文。阳中之太阳：心居膈上为阳，通于夏气。夏主火，所以称以阳中之太阳。

2　魄：这是古人对于人类精神活动的一种概念。《灵枢·本神》篇曰："随神往来者谓之魂，并精而出入者谓之魄。"李念莪注："阳神曰魂，阴神曰魄。"

3　阳中之太阴：肺为太阴，位在膈上，所以为阳中之太阴。

4　蛰：训藏，如虫类之伏藏于土中。肾主水，是龙雷蛰藏之所，故说肾者主蛰。蛰，这里指闭藏的意思。

5　封藏：就是收藏的意思。

6　阴中之少阴：肾以少阴，居至下之地，故为阴中之少阴。

7　罢极：罢读疲，倦怠的意思。

8　其味酸，其色苍：根据新校正，此六字及下文"其味甘，其色黄"六字，并当去之，似妥。

9　阳中之少阳：根据新校正，当作"阴中之少阳"，似是。金匮真言论五脏分阴阳问可参。肝为牡脏属阳，通于春气，阳气初生，所以为阳中之少阳。

10　营之居也：指血液贮藏的所在。

11　转味而入出：消化的食物，吸收其精华，排泄其糟粕。

12　四白：口唇四周白肉处。

黄。此至阴之类，通于土气。凡十一藏，取决于胆也[1]。

故人迎一盛[2]，病在少阳，二盛病在太阳，三盛病在阳明，四盛以上为格阳。寸口一盛病在厥阴，二盛病在少阴，三盛病在太阴，四盛以上为关阴。人迎与寸口俱盛四倍以上为关格[3]。关格之脉赢[4]，不能极于天地之精气，则死矣。

黄帝说：藏象是怎样的呢？岐伯说：心，是生命的根本，为神所居之处，其荣华表现于面部，其充养的组织在血脉，为阳中的太阳，与夏气相通。肺是气的根本，为魄所居之处，其荣华表现在毫毛，其充养的组织在皮肤，是阳中的太阴，与秋气相通。肾主蛰伏，是封藏精气的根本，为精所居之处，其荣华表现在头发，其充养的组织在骨，为阴中之少阴，与冬气相通。

肝，是罢极之本，为魂所居之处，其荣华表现在爪甲，其充养的组织在筋，可以生养血气，其味酸，其色苍青，为阴中之少阳，与春气相通。脾、胃、大肠、小肠、三焦、膀胱，是仓廪之本，为营血所居之处，因其功能像是盛贮食物的器皿，故称为器，它们能吸收水谷精微，化生为糟粕，管理饮食五味的转化、吸收和排泄，其荣华在口唇四旁的白肉，其充养的组织在肌肉，其味甘，其色

---

1　凡十一藏，取决于胆：马莳注："足少阳为半表半里之径，亦曰中正之官，又曰奇恒之府，所以能通过阴阳，而十一脏皆取决于此。"胆主甲木，为五运六气之首，胆气升，则十一藏之气皆升，故取决于胆，就是"求其至也，皆归始春"的意思。

2　一盛：盛指脉大，一盛是大一倍，二盛是大二倍。

3　人迎、寸口：切脉的部位。人迎在颈部两侧（颈动脉），寸口即气口，在手腕处（桡骨动脉）。

4　关格：此处指的是脉象，为阴阳俱盛之脉。阴关于内，阳格于外。赢：音盈，作有余或太过解。

黄，属于至阴之类，与土气相通。以上十一脏功能的发挥，都取决于胆气的升发。

人迎脉大于平时一倍，病在少阳；大两倍，病在太阳；大三倍，病在阳明；大四倍以上，为阳气太过，阴无以通，是为格阳。寸口脉大于平时一倍，病在厥阴；大两倍，病在少阴；大三倍，病在太阴；大四倍以上，为阴气太过，阳无以交，是为关阴。若人迎脉与寸口脉俱大于常时四倍以上，为阴阳气俱盛，不得相荣，是为关格。关格之脉盈盛太过，标志着阴阳极亢，不再能够达于天地阴阳经气平调的胜利状态，会很快死去。

# 阳明脉解第二十二

本篇内容解释了阳明经脉的病理变化和症状表现，所以篇名叫作"阳明脉解"。十二经脉之所以突出阳明，是因为胃受水谷，以养五脏六腑，气和则益，受邪则病。

**黄帝问曰：足阳明之脉病，恶人与火[1]，闻木音则惕然而惊，钟鼓不为动。闻木音而惊，何也？愿闻其故。岐伯对曰：阳明者，胃脉也，胃者土也，故闻木音而惊者，土恶木也。**

**帝曰：善。其恶火何也？岐伯曰：阳明主肉，其脉血气盛，邪客之则热，热甚则恶火。**

**帝曰：其恶人何也？岐伯曰：阳明厥则喘而惋，惋则恶人[2]。**

黄帝问道：足阳明的经脉发生病变，恶见人与火，听到木器响动的声音就受惊，但听到敲打钟鼓的声音却不为惊动。为什么听到木音就惊惕？我希望听听其中道理。岐伯说：足阳明是胃的经脉，属土。所以听到木音而惊惕，是因为土恶木克的缘故。

黄帝道：好！那么恶火是为什么呢？岐伯说：足阳明经主肌

---

1　恶：作厌恶解。

2　惋：心胸郁闷不舒。丹波元简："甲乙作闷。"集韵："惋、愠、宛、惌同，营管，心所郁积也。"是心中不舒畅的意思。

肉，其经脉多血多气，外邪侵袭则发热，热甚则所以恶火。

黄帝道：其恶人是何道理？岐伯说：足阳明经气上逆，则呼吸喘促，心中郁闷，所以不喜欢见人。

**帝曰：或喘而死者，或喘而生者，何也？岐伯曰：厥逆连藏则死，连经则生。**

**帝曰：善。病甚则弃衣而走，登高而歌，或至不食数日，逾垣上屋[1]，所上之处，皆非其素所能也，病反能者，何也？**

**岐伯曰：四支者，诸阳之本也，阳盛则四支实，实则能登高也。帝曰：其弃衣而走者，何也？岐伯曰：热盛于身，故弃衣欲走也。帝曰：其妄言骂詈[2]，不避亲疏而歌者，何也？岐伯曰：阳盛则使人妄言骂詈，不避亲疏，而不欲食，不欲食，故妄走也[3]。**

黄帝道：有的阳明厥逆喘促而死，有的虽喘促而不死，这是为什么呢？岐伯说：经气厥逆若累及于内脏，则病深重而死；若仅连及外在的经脉，则病轻浅可生。

黄帝道：好！有的阳明病重之时，病人把衣服脱掉乱跑乱跳，登上高处狂叫唱歌，或者数日不进饮食，并能够越墙上屋，而所登上之处，都是其平素所不能的，有了病反能够上去，这是什么原因？

岐伯说：四肢是阳气的根本。阳气盛则四肢充实，所以能够登高。黄帝道：其不穿衣服而到处乱跑，是什么道理？岐伯说：身体

---

1　逾：超越的意思。

2　骂詈：韵会："正斥曰骂，旁及曰詈。"一切经音义云："詈，亦骂也。"今解，恶言及之曰骂，诽谤诅咒曰詈。

3　故妄走也：丹波元简："黄帝内经太素作故妄言。"

热盛，所以脱衣乱跑。黄帝说：其胡言乱语骂人，不避亲疏而随便唱歌，是什么道理？岐伯说：阳热亢盛而扰动心神，故使其神志失常，胡言乱语，斥骂别人，不避亲疏，并且不知道吃饭，所以便到处乱跑。

# 五藏举痛第二十三

　　本篇内容包括了两个重点：一是讨论望、闻、问、切在痛证上的运用，并举例加以反复说明，其中尤以五藏卒痛为详细；另一点是讨论情志九气之病，包括了外感和内伤之气。为什么以"举痛"名篇？马莳认为："首篇悉举诸痛以为问答，故名篇。"新校正认为："举乃卒字之误，本篇乃黄帝问五藏卒痛之疾。"这些说法，要皆以篇首经文为言，然它的内容并不止此，不能因其以举痛名篇，而忽略了它全面精神，这是需要加以注意的。痛证有"问而可知""视而可见""扪而可得"三种诊断方法。

　　黄帝问曰：余闻善言天者，必有验于人；善言古者，必有合于今；善言人者，必有厌于己[1]。如此，则道不惑而要数极[2]，所谓明也。今余问于夫子，令言而可知[3]，视而可见[4]，扪而可得[5]，令验

---

1　厌：是满足的意思。

2　要数极：是说重要道理的本源。

3　言而可知：是问诊，意谓听病人的主诉，可以知其病情。

4　视而可见：是望诊，意谓望色而知病情。

5　扪而可得：是切诊，意谓从触按探知病情。

于己 [1]，而发蒙解惑，可得而闻乎？

**岐伯再拜稽首曰：何道之问也？帝曰：愿闻人之五藏卒痛，何气使然？岐伯对曰：经脉流行不止，环周不休，寒气入经而稽迟 [2]，泣而不行，客于脉外则血少，客于脉中则气不通 [3]，故卒然而痛。**

黄帝问道：我听说善于谈论天道的，必能把天道验证于人；善于谈论古今的，必能把古事与现在联系起来；善于谈论别人的，必能与自己相结合。这样，对于医学道理才可无所疑惑，而得其至理，也才算是透彻地明白了，现在我要问你的是那言而可知、视而可见、扪而可得的诊法，使我有所体验，启发蒙昧，解除疑惑，能够听听你的见解吗？

岐伯再拜叩头问：你要问哪些道理？黄帝说：我希望听听五脏突然作痛，是什么邪气致使的？岐伯回答说：人身经脉中的气血，周流全身，循环不息，寒气侵入经脉，经血就会留滞，凝涩而不畅通。如果寒邪侵袭在经脉之外，血液必然会减少；若侵入脉中，则脉气不通，就会突然作痛。

**帝曰：其痛或卒然而止者，或痛甚不休者，或痛甚不可按者，或按之而痛止者，或按之无益者，或喘动应手者 [4]，或心与背相引而痛者，或胁肋与少腹相引而痛者，或腹痛引阴股者，或**

---

1　验：检验、验证的意思。

2　稽：说文："稽，留止也。"稽迟：指血脉运行阻塞无力。

3　客：侵犯的意思。

4　喘动应手：指血脉搏动急促。丹波元简："盖此指腹中筑动而言。"灵枢百病始生篇云："其着于伏冲之脉者，揣之应手而动是也。"

**痛宿昔而成积者[1]，或卒然痛死不知人，有少间复生者，或痛而呕者，或腹痛而后泄者，或痛而闭不通者，凡此诸痛，各不同形，别之奈何？**

**岐伯曰：寒气客于脉外则脉寒，脉寒则缩蜷，缩蜷则脉绌急[2]，则外引小络，故卒然而痛，得炅则痛立止[3]。因重中于寒，则痛久矣。**

黄帝道：有的痛忽然自止，有的剧痛却不能止；有的痛得很厉害，甚至不能揉按；有的当揉按后痛就可止住；有的虽加揉按，亦无效果；有的痛处跳动应手；有的在痛时心与背相牵引作痛，有的胁肋和少腹牵引作痛；有的腹痛牵引大腿内侧，有疼痛日久不愈而成小肠气积的。有突然剧痛，就像死人一样，不省人事，少停片刻，才能苏醒的；有又痛又呕吐的；有腹痛而又泄泻的，有痛而胸闷不顺畅的。所有这些疼痛，表现各不相同，如何加以区别呢？

岐伯说：寒气侵犯到脉外，则脉便会受寒，脉受寒则会收缩，收缩则脉像缝连一样屈曲着，因而牵引在外的细小脉络，就会突然间发生疼痛，但只要受热，疼痛就会停止；假如再受寒气侵袭，则痛就不易消解了。

**寒气客于经脉之中，与炅气相薄则脉满，满则痛而不可按**

---

1　宿昔：张志聪："稽留久也。"宿，止的意思；昔，久远的意思。宿昔，指羁留日久。

2　缩蜷：蜷，音拳，收缩不伸。绌急：绌，竹律切，屈曲紧急状。绌急，即屈曲紧张的意思。

3　炅：高士宗："炯同，热也。"尔雅："炅素之炅，当与热同。"

也[1]。寒气稽留，炅气从上，则脉充大而血气乱，故痛甚不可按也。寒气客于肠胃之间、膜原之下[2]，血不得散，小络急引，故痛，按之则血气散，故按之痛止。寒气客于侠脊之脉[3]，则深按之不能及，故按之无益也。

寒气客于冲脉，冲脉起于关元[4]，随腹直上，寒气客则脉不通，脉不通则气因之，故喘动应手矣。寒气客于背俞之脉则脉泣[5]，脉泣则血虚，血虚则痛，其俞注于心，故相引而痛，按之则热气至，热气至则痛止矣[6]。寒气客于厥阴之脉，厥阴之脉者，络阴器，系于肝。寒气客于脉中，则血泣脉急，故胁肋与少腹相引痛矣。

寒气侵犯到经脉之中，与经脉里的热气相互交迫，经脉就会满盛，满盛则实，所以就会痛得厉害而不能休止。寒气一旦停留，热气便会跟随而来，冷热相遇，则经脉充溢满大，气血混乱于中，就会痛得厉害不能触按。寒气侵入肠胃之间，膜原之下，血便不能散行，细小的脉络因之绷急牵引而痛，以手揉按，则血气可以散行，所以按摩后痛就可停止。寒气侵入了脊柱两侧经脉，

---

1　满则痛而不可按也：滑寿："此当作痛甚不休也。"

2　膜原：李念莪注："膜，脂膜与筋膜也。原者，肓之原，即腹中空隙之处。"

3　侠脊之脉：指脊柱两旁深部的经脉。李念莪注："侠脊者，足太阳经也，其最深者，则伏冲伏膂之脉。"

4　关元：在脐下三寸，冲脉起于关中，即关元也。

5　背俞之脉：指足太阳膀胱经。

6　按之则热气至，热气至则痛止矣：丹波元简："高世栻本此十二字，移于第四句故按之痛止之下，文脉贯通，极是。"

即使重按，也不能达到病所处的地方，所以即使按了也无效益。

寒气侵入到冲脉，冲脉是从关元穴起，循腹上行的，所以冲脉的脉不能流通，那么气也就因之而不通畅，所以试探腹部就会应手而痛。寒气侵入到背腧脉，则血脉流行凝涩，血脉凝涩则血虚，血虚则疼痛。因为背腧与心相连，所以互相牵引作痛，如用手按之则手热，热气到达病所，痛就可止。寒气侵入到厥阴脉，厥阴脉环络阴器，并系于肝。寒气侵入脉中，血液不得流畅，脉道迫急，所以胁肋与少腹互相牵引而作痛。

**厥气客于阴股[1]，寒气上及少腹，血泣在下相引，故腹痛引阴股。寒气客于小肠膜原之间、络血之中，血泣不得注于大经[2]，血气稽留不得行，故宿昔而成积矣。寒气客于五藏，厥气上泄[3]，阴气竭[4]，阳气未入，故卒然痛死不知人，气复反则生矣。寒气客于肠胃，厥逆上出，故痛而呕也。寒气客于小肠，小肠不得成聚，故后泄腹痛矣。热气留于小肠，肠中痛，瘅热焦渴，则坚干不得出，故痛而闭不通矣。**

**帝曰：所谓言而可知者也。视而可见，奈何？岐伯曰：五藏六府，固尽有部，视其五色，黄赤为热，白为寒，青黑为痛，此所谓视而可见者也。**

逆行寒气侵入到阴股，气血不和累及少腹，阴股之血凝涩，在

---

1　厥气：指寒气。

2　大经：指较大的血脉。

3　上泄：泄，发越。上泄，是谓厥逆之气上越。

4　竭：遏制的意思。

下相牵，所以腹痛连于阴股。寒气侵入到小肠膜原之间，络血之中，血脉凝涩，不能贯注到小肠经脉里去，因而血气停住，不得畅通，这样日久就成小肠气了。寒气侵入到五脏，则厥逆之气向上散发，阴气衰竭，阳气郁遏不通，所以会忽然痛死，不省人事；如果阳气恢复，仍然是能够苏醒的。寒气侵入肠胃，厥逆之气上行，因此发生腹痛并且呕吐。寒气侵入到小肠，小肠失其受盛作用，水谷不得停留，所以就后泄而腹痛了。热气蓄留于小肠，肠中要发生疼痛，并且发热干渴，大便坚硬不能排出，所以就会疼痛而大便闭结不通。

黄帝问：以上病情，是通过问可以明了的，或者通过目视可以了解病情吗？岐伯说：五脏六腑，在面部各有所属的部位，观察面部的五色，黄色和赤色为热，白色为寒，青色和黑色为痛，这就是视而能见的道理。

**帝曰：扪而可得，奈何？岐伯曰：视其主病之脉，坚而血及陷下者[1]，皆可扪而得也。**

**帝曰：善。余知百病生于气也。怒则气上[2]，喜则气缓[3]，悲则**

---

1 坚而血及陷下者：张景岳："脉坚者，邪之聚也；血留者，络必盛而起也；陷下者，血气不足，多阴候也。"

2 气上：李念莪注："肝主春升之令，怒伤之，如雷奋九天，故气逆也。"

3 气缓：指气涣散不收。李念莪注："和达通利，若不为病矣，不知大喜则气散而不收，缓慢不能惓持。"

气消[1]，恐则气下，寒则气收[2]，炅则气泄[3]，惊则气乱[4]，劳则气耗[5]，思则气结[6]，九气不同，何病之生？岐伯曰：怒则气逆，甚则呕血及飧泄，故气上矣。喜则气和志达，荣卫通利，故气缓矣。悲则心系急，肺布叶举[7]，而上焦不通，荣卫不散，热气在中，故气消矣。

恐则精却，却则上焦闭[8]，闭则气还，还则下焦胀，故气不行矣[9]。寒则腠理闭，气不行[10]，故气收矣。炅则腠理开，荣卫通，汗大泄，故气泄。惊则心无所倚，神无所归，虑无所定，故气乱矣。劳则喘息汗出，外内皆越[11]，故气耗矣。思则心有所存，神有所归，正气留而不行，故气结矣。

---

1　气消：悲伤则心系急，营卫之气阻遏于上焦化热，热邪耗伤胸中气血，所以叫气消。张志聪注："心气并于肺则悲，气郁于中，则热中，气不运行，故潜消也。"

2　气收：张志聪注："腠理者，肌肉之纹理，乃三焦通会元真之处，寒气客之，则闭而气不通，故气收于内矣。"

3　气泄：李念莪注："炅者，热也，如天行夏令，腠理开通，气从汗散，故曰气泄。"

4　气乱：李念莪注："卒然惊骇，则神志飘荡，动而不守，故气乱。"

5　气耗：李念莪注："劳而气动，内喘而外汗，而气自耗矣。"

6　气结：李念莪注："思则志凝神聚，气乃留而不散，故名为结。"

7　肺布叶举：张志聪："肺藏布大，而肺叶上举。"

8　却：吴昆："却，却步之却，退也。"

9　故气不行矣：新校正："群气不行，当作气下行也。"

10　气不行：新校正："按甲乙经，气不行作营卫不行。"张志聪注："恐伤肾，则精气不能上升而还归于下，上下不相交通，故气不行矣。"

11　外内皆越：马莳："人有劳役，则气动而喘息，其汗必出于外。夫喘则内气越，汗出则外气越，故气从之而耗散也。"

黄帝问：通过扪摸就可了解病情吗？岐伯说：这要看主病的脉象。坚实的，是邪盛；陷下的，是不足，这些是可用手扪切而得知的。

黄帝说：讲得非常有道理！我听说许多疾病都是由于气的影响而发生的。如暴怒则气上逆，大喜则气缓散，悲哀则气消散，恐惧则气下陷，遇寒则气收聚，受热则气外泄，过惊则气混乱，过劳则气耗损，思虑则气郁结，这九样气的变化，各不相同，各又导致什么病呢？岐伯说：大怒则气上逆，严重的可以引起呕血和飧泄，所以说是"气逆"。高兴气就和顺，营卫之气通利，所以说是"气缓"。悲哀过甚则心系急，肺叶胀起，上焦不通，营卫之气不散，热气郁结在内，所以说是"气消"。

恐惧就会使精气衰退，精气衰退就要使上焦闭塞，上焦不通，还于下焦，气郁下焦，就会胀满，所以说是"气下"。寒冷之气，能使腠理闭塞，营卫之气不得流行，所以说是"气收"。热则腠理开发，营卫之气过于疏泄，汗大出，所以说是"气泄"。惊恐则心悸如无依靠，神气无所归宿，心中疑虑不定，所以说是"气乱"。过劳则喘息汗出，里外都越发消耗，因此说是"气耗"。思虑太多心就要受伤，精神呆滞，气就会凝滞而不能运行，因此说是"气结"。

# 长刺节论第二十四

　　本篇内容是扩充刺节之论，"长"犹"广"的意思。《灵枢·官针》有"刺有十二节"，刺节真邪论有"刺有五节"。这里又推广五节、十二节之刺，因此篇名"长刺节论"。主要阐述了头痛、寒热、痈肿、疝、积、痹、狂、麻风等病的针刺部位和针刺方法。

　　刺家不诊[1]，听病者言在头，头疾痛，为针之，刺至骨，病以上，无伤骨肉及皮，皮者，道也[2]。阴刺[3]，入一旁四处[4]，治寒热。

---

1　刺家不诊：张景岳："善刺者，不必待诊，但听病者之言，则发无不中，此以得针之神者为言，非谓刺家不必诊也。九针十二原篇文曰：凡将用针，必先诊脉，视气之剧易，乃可以治。其义为可知矣。"

2　皮者，道也：张景岳："皮肉为入针之道耳。"即皮肤是针刺必须通过的道路。

3　阴刺：新校正根据甲乙经"阳刺者，正内一，旁内四，阴刺者，左右卒刺之"的记载，而认为本篇"阴刺"当是"阳刺"之误。考灵枢官针篇与甲乙经同，今从灵枢，"阴刺"改作"阳刺"。

4　入一旁四处：马莳："凡腹中有寒热者，则阳刺之，正入一，旁入四。"即说中间正直针入一次，左右斜针四次。

**深专者[1]，刺大藏[2]，迫藏刺背[3]，背俞也。刺之迫藏，藏会[4]，腹中寒热去而止。与刺之要，发针而浅出血。治痈肿者[5]，刺痈上。视痈小大深浅刺，刺大者多血，小者深之，必端内针为故止。**

高明的针灸医生，在诊断疾病时，听病人诉说病在头部，头痛得非常厉害，于是便进行针刺，当针刺到骨时，头痛就停止了，而且并没有伤损骨肉皮肤，皮肤是针刺出入的道路。阳刺的方法是中间直刺一针，然后在其上下、左右四旁各刺一针，用这种针刺方法治疗寒热病变。如果寒热邪气向里深入传变，就当针刺五脏，邪气内传接近五脏时，就当针刺背部五脏的腧穴，邪近五脏针刺脏腧穴的理由，因为这些地方是脏气会聚之处。待腹中寒热邪气清除后再停针。大凡针刺的要点，是出针时，针孔少少出点血为好。治疗痈肿病，直接在痈肿上进行针刺，根据痈肿的深浅大小而刺，针刺大的痈肿，让它出血稍多一点，小的痈肿，当针刺深一点，但都以正直而刺为准则。

**病在少腹有积，刺皮髓以下[6]，至少腹而止，刺侠脊两旁四椎**

---

1　深专者：王冰："寒热病气深专攻中者，当刺五藏以拒之。"就是病邪深入，专攻内脏的意思。

2　大藏：马莳："五藏为大藏，而刺五俞即所以刺大藏也。"五脏的募穴，如肺中府、脾章门、肝期门、肾京门、心巨阙。

3　迫藏：马莳："惟其邪气迫藏，故刺五藏之俞。"迫藏作邪气进迫五脏解。

4　藏会：有二说：一说脾募章门，难经有脏会季肋，五脏取禀于脾，故为脏会之说；另一说腧穴为各该脏气聚集之处，故为脏会。藏会，背部腧穴，是脏气聚会之处。

5　痈肿：王冰："谓肿中肉腐，败为脓血者。"

6　皮髓：通行本作"皮髓"。《太素》作腹齐。

间，**刺两髂髎季胁肋间[1]，导腹中气热下，已。病在少腹，腹痛不得大小便，病名曰疝，得之寒。刺少腹两股间，刺腰髁骨间，刺而多之，尽炅病已。病在筋，筋挛节痛，不可以行，名曰筋痹。刺筋上为故，刺分肉间，不可中骨也。病起筋炅，病已，止。病在肌肤，肌肤尽痛，名曰肌痹，伤于寒湿。刺大分、小分[2]，多发针而深之，以热为故。无伤筋骨，伤筋骨，痈发若变[3]。诸分尽热，病已，止。病在骨，骨重不可举，骨髓酸痛，寒气至，名曰骨痹，深者刺无伤脉肉为故，其道大分、小分，骨热病已，止。**

病人少腹部生有积块，可针刺齐腹以下至少腹部的穴位，再针刺第四椎侠脊两旁的穴位，还可针刺两髂骨后居髎穴以及季胁间的京门穴，引导腹中热气向下行，病就会痊愈。病在小腹部，表现为腹痛，大小便不通利，病名叫疝气。遇到寒冷于是腹痛加重，大腿内侧发凉。治疗时可在腰及踝骨之间取穴针刺，针刺后再行艾灸，待小腹部发热，病就会好了。筋的病变，表现为筋脉挛急，关节疼痛，不能行走，名叫筋痹。治疗时以针刺筋为准则，可在肌肉相接处针刺，但不要刺伤了骨，针刺后筋发热，表明病可痊愈，即停止针刺。肌肤的病变，肌肉、皮肤都出现疼痛，名叫肌痹，这个病，是感受了寒湿邪气所形成的，治疗时，当针刺大、小分肉间，多刺几针，而且应当针刺深一点，以针处发热为准则，但不要伤到筋

---

1　两髂髎：髎音聊，马莳："髂为腰谷，两髂髎者，居髎穴也。"

2　大分、小分：马莳："气穴论：肉之大会为谷，则合谷、阳谷等为大分；肉之小会为溪，则解溪、侠溪等为小分。"按即肌肉的会合处称为"分"，较多肌肉会合之处为大分，较少肌肉的会合处为小分。

3　痈发若变：发为痈肿，并有其他病变的意思。

骨，若伤到筋骨，寒邪发作，将出现其他病变，待分肉发热时，病将痊愈，即停止针刺。骨的病变，表现为骨沉重不能举动，病人感觉骨髓中酸痛，寒冷深达到骨，病名为骨痹。治疗时应当深刺，以不伤脉肉为准则，待大、小分肉及骨发热时，病将痊愈，即停止针刺。

**病在诸阳脉[1]，且寒且热，诸分且寒且热，名曰狂。刺之虚脉[2]，视分尽热，病已，止。病初发，岁一发；不治，月一发；不治，月四五发。名曰癫病。刺诸分诸脉。其无寒者，以针调之，病止。病风且寒且热，炅汗出，一日数过，先刺诸分理络脉。汗出且寒且热，三日一刺，百日而已。病大风，骨节重，须眉堕，名曰大风[3]。刺肌肉为故，汗出百日，刺骨髓，汗出百日，凡二百日，须眉生而止针。**

阳经的病变，大小肌肉出现时寒时热，病名叫狂。治疗时可用泻法泻其实邪，留意观察，大小肌肉发热时，病将痊愈，即停止针刺。这个病刚产生的时候，每年发作一次，若不及时治疗，将发展为每月发作一次，若还不及时治疗，将发展为每月发作四五次，于是转变成癫病。治疗时可针刺大小分肉，如果没有寒象，当用针刺调补，病将痊愈，即停止针刺。感受风邪致病，表现为时寒时热，发热时汗出，一日发作数次。治疗时先针刺分肉的络脉，若仍然汗出，时寒时热，三日针刺一次，针刺一百天，病将痊愈。患麻

---

1　诸阳脉：马莳："手足诸阳经之脉，即手足太阳、少阳、阳明等经脉。"

2　刺之虚脉：张景岳："谓写其盛者，使之虚也。"即用泻法针刺，以泄散病邪。

3　大风：又叫疠风、癫风。即大麻风病。

风病，骨节沉重，胡子、眉毛脱落，病名叫麻风。治疗时先针刺肌肉使病人汗出，连续治疗一百天后，再针刺骨髓使病人汗出，连续治疗一百天。如此一共治疗二百天，胡子、眉毛重新生长时，停止针刺。

# 卷　四

# 生气通天论第二十五

　　生气通天，即天人相应的意思。"生气"，是指人体的生命活动力；天，即自然界。一个人的生命活动力与自然界是不可片刻相离的，人体内的五气、五味等，都取之于自然界，而五气五味的失于正常，又都能伤害于人。简单说，就是"天人合一"。所以篇名叫作"生气通天论"。

　　人的生命活动与自然界有着密切关系。人身的阳气很重要，但会由于种种原因使阳气受伤而引起病变。身体里的阴阳平衡协调，也是维持健康的重要因素。四时气候和饮食五味都能影响五脏而致病。

　　**黄帝曰：夫自古通天者[1]，生之本，本于阴阳。天地之间，六合之内[2]，其气九州、九窍、五藏、十二节[3]，皆通乎天气。其生**

---

1　天：指自然界。

2　六合之内：六合，即东西南北四方及上下。

3　九州：古代把中国地区分为冀、兖、徐、青、扬、豫、荆、梁、雍九个区域，简称九州。九窍：指眼、耳、口、鼻及二阴。十二节：即四肢各有三节，合称十二节。

五[1]，其气三[2]，数犯此者，则邪气伤人，此寿命之本也。苍天之气[3]，清净则志意治[4]，顺之则阳气固，虽有贼邪[5]，弗能害也，此因时之序[6]。故圣人传精神[7]，服天气[8]，而通神明[9]。失之，则内闭九窍，外壅肌肉，卫气解散[10]，此谓自伤，气之削也[11]。

黄帝说：自古以来，都以通于天气为生命的根本，而这个根本不外天之阴阳。天地之间，六合之内，大如九州之域，小如人的九窍、五脏、十二节，都与天气相通。天气衍生五行，阴阳之气又依盛衰消长而各分为三。如果经常违背阴阳五行的变化规律，那么邪气就会伤害人体。因此，适应这个规律是寿命得以延续的根本。苍天之气清净，人的精神就相应地调畅平和，顺应天气的变化，就会阳气充实，虽有贼风邪气，也不能加害于人，这是适应时序阴阳变化的结果。所以圣人能够专心致志，顺应天气，而通达阴阳变化之

---

1　其生五：其，指天之阴阳。五，指金、木、水、火、土五行。

2　其气三：指阴阳之气各三，即三阴三阳。又王冰："其气三，即天气、地气、运气。"

3　苍天：张志聪："天色深玄，故曰苍天。"即指天空。

4　治：训理，如治国、治家，即不乱的意思。

5　贼邪：外来的致病因素，能够伤害于人，和贼风的意思相同。

6　序：顺序、次序，也就是规律。

7　传：尤怡医学读书记："按传当作专。"言精神专一，则清净勿扰，犹苍天之气也。

8　服：谓服膺，藏于胸中，不使有失。这里含有必须适应的意思。

9　神明：就是智慧的意思，概谓精气神专一，则生智慧。

10　卫气：王冰引灵枢："卫气者，所以温分肉而充皮肤，肥腠理而司开阖者也。"按卫气是属于阳气的一种，好像是保卫人体最外的藩篱，所以称之为卫气。

11　削：削弱的意思。

理。如果违逆了适应天气的原则，就会内使九窍不通，外使肌肉壅塞，卫气涣散不固，这是由于人们不能适应自然变化所致，称为自伤，阳气会因此而受到削弱。

阳气者[1]，若天与日。失其所，则折寿而不彰[2]。故天运当以日光明[3]，是故阳因而上卫外者也。因于寒，欲如运枢[4]，起居如惊[5]，神气乃浮[6]。因于暑，汗，烦则喘喝，静则多言[7]，体若燔炭，汗出而散[8]。因于湿，首如裹[9]，湿热不攘[10]，大筋緛短[11]，小筋

---

1　阳气：在人体居上而卫外。

2　不彰：不著明，在此处可解作不知不觉。

3　天运：天体运行。

4　运枢：王冰："欲如运枢，为内动也。言因天地之寒，当深居周密，如枢纽至内动，不当烦扰筋骨，使阳气发泄于皮肤，而伤于寒毒也。"欲如运枢：李念莪注："欲心妄动，如运枢之不停。"

5　惊：王冰："起居如惊，谓暴卒也。"是形容妄动。

6　浮：是浮越。神气乃浮：李念莪注："神气不能内敛，皆浮越于外。"

7　喘喝：喘是呼吸困难，喝是因喘促而发出的一种声音。烦则喘喝，静则多言：李念莪注"为中热之候也。炎蒸劳役，病属于阳，故多汗而烦，气高而喘喝，即感之轻而静者，亦精神内乱，言语无伦。"

8　体若燔炭，汗出而散：李念莪注："此中暑之候也。纳凉饮冷，病属于阴，热气抑遏，体若燔炭，必得发汗，而阴郁之气始散也。"

9　首如裹：湿伤而头面沉重如裹。

10　攘：消除的意思。湿热不攘：李念莪注："湿久成热，须药攘夺之，苟为不夺，则热伤阴血，筋无以荣。"

11　緛：音 ruǎn，收缩。

**弛长[1]，緛短为拘[2]，弛长为痿。因于气，为肿。四维相代[3]，阳气乃竭。**

人身的阳气，就像天上的太阳一样重要，假若阳气失却了正常的位次而不能发挥其重要作用，人就会减损寿命或夭折，生命机能亦暗弱不足。所以天体的正常运行，是因太阳光的普照而显现出来，而人的阳气也应在上在外，并起到保护身体、抵御外邪的作用。如果寒邪伤人，阳气应如门轴在门臼中运转一样活动于体内。若起居猝急，扰动阳气，则易使神气外越。如果暑邪伤人，则汗多烦躁，喝喝而喘，安静时多言多语。若身体发高热，则像炭火烧灼一样，一经出汗，热邪就能散去。如果湿邪伤人，头部像有物蒙裹一样沉重。若湿热相兼而不得排除，则伤害大小诸筋，而出现短缩或弛纵，短缩的造成拘挛，弛纵的造成痿弱。如果风邪伤人，可致浮肿。四肢交替肿痛不止，阳气已衰竭。

**阳气者，烦劳则张，精绝[4]，辟积于夏，使人煎厥[5]，目盲不可**

---

1　弛：说文：弓解也。即伸而不屈。弛长：弛缓不收之意。

2　拘：拘挛不能伸展。

3　四维相代：四维，指四肢；相代，是更替的意思。又高士宗："四肢行动不能，彼此借力而相代也。"李念莪注："四维者，四肢也。相代者，言足肿不能行，手代之以扶倚也。"

4　烦劳则张，精绝：李念莪注："气方生而烦劳太过，则气张于外，精绝于内。"张，亢盛的意思。绝，作衰竭讲。

5　辟积于夏，使人煎厥：李念莪注："春令邪辟之气，积久不散，至夏未痊，则火旺而真阴如煎，火炎而虚气逆上，故曰煎厥。"辟积：辟通襞，指折叠衣裙；辟积指衣裙上的褶子，这里是累积的意思。煎厥：病名。煎，是形容词；因这种厥的发生不是偶然，而有其一定的原因，如物之煎熬而然，因此称为"煎厥"。

以视，耳闭不可以听，溃溃乎若坏都[1]，汩汩乎不可止[2]。阳气者，大怒则形气绝[3]，而血菀于上，使人薄厥[4]。有伤于筋，纵，其若不容[5]。汗出偏沮，使人偏枯[6]。汗出见湿，乃生痤疿[7]。高粱之变[8]，足生大丁，受如持虚[9]。劳汗当风，寒薄为皶，郁乃痤[10]。

　　在人体烦劳过度时，阳气就会亢盛而外张，使阴精逐渐耗竭。如此多次重复，阳愈盛而阴愈亏，到夏季暑热之时，便易使人发生

1　溃溃乎若坏都：溃溃乎，形容水流决口；坏都，是指堤防败坏。又郦道元水经注："水泽所聚，谓之都，亦曰潴。"

2　汩汩乎：张景岳："汩音骨，逝而不返也。"即水流不止的样子。

3　大怒则形气绝：李念莪注："怒气伤肝，肝为血海，怒则气上，气逆则厥。"形气绝：形气，这里做气血讲；绝，隔绝的意思。

4　血菀于上，使人薄厥：李念莪注："血积于上焦，相迫而气逆，血气俱乱，故为薄厥。"张景岳："相迫曰薄；气逆曰厥；气血俱乱，故为薄厥。"

5　纵，其若不容：是筋脉受伤，四肢缓纵，好像不容收缩的意思。纵，是紧的对面，缓也。此处形容痿废。不容，是指肢体不受意志的支配。

6　汗出偏沮，使人偏枯：李念莪注："偏者，或左或右，汗只出半边也。沮者，此既偏出，彼即沮滞，久则营卫失守，当为偏枯，即半身不遂也。"偏枯：是半身不遂的病。

7　痤疿：痤，是一种小疖，皮肤病的一种；疿，即汗疹。李念莪注："痤音锄，小疖也；疿音沸，暑疹也。汗则玄府（即汗孔）开张，若凉水浴之，即见湿矣，留于肤腠。甚者为痤，微者为疿。"

8　高粱：同膏粱。肥肉叫作膏，好的粮食叫作粱。高粱，就是肉食美味。变：病变也。

9　足生大丁，受如持虚：李念莪注："足，能也。厚味不节，蓄为灼热，能生大疔，日积月累，感发最易，如持虚空之器以受物也。"足，这里作能够讲；丁，同疔。受如持虚，形容得病非常容易，像拿着空虚的器具盛东西一样。

10　寒薄为皶，郁乃痤：李念莪注："皶音渣，即粉刺也。形劳汗出，坐卧当风，寒气薄之，液凝为皶，若郁而稍重，乃若小疖，名曰痤。"又张志聪："面鼻赤瘰也。"赤鼻叫作酒皶鼻，饮酒人湿热熏蒸于脾胃，上现于鼻准。

煎厥病，发作的时候眼睛昏蒙看不见东西，耳朵闭塞听不到声音，昏乱之势就像都城崩毁、急流奔泻一样不可收拾。人的阳气，在大怒时就会上逆，血随气升而瘀积于上，与身体其他部位阻隔不通，使人发生薄厥。若伤及诸筋，使筋弛纵不收，而不能随意运动。经常半身出汗，可以演变为半身不遂。出汗的时候，遇到湿邪阻遏就容易发生小的疮疖和痱子。经常吃肥肉精米美味，足以导致发生疔疮，患病很容易，就像以空的容器接受东西一样。在劳动汗出时遇到风寒之邪，迫聚于皮腠形成粉刺，郁积化热而成疮疖。

　　阳气者，精则养神[1]，柔则养筋。开阖不得，寒气从之，乃生大偻[2]。陷脉为瘘[3]，留连肉腠[4]。俞气化薄[5]，传为善畏，及为惊骇。营气不从[6]，逆于肉理，乃生痈肿。魄汗未尽，形弱而气

---

1　精：王冰："阳气者，内化精微，养于神气，外为柔软，以固于筋。"所以这里是作精微解，指营养人体的一种重要物质。

2　开阖不得，寒气从之，乃生大偻：李念莪注："夏则腠理开张发泄，冬则腠理阖而闭藏。若当开不开，当闭不闭，为寒所袭，留于经络间，缓急不舒，形为俯偻矣。"开阖：王冰："开谓皮腠发泄，阖谓玄府闭封。"玄府即汗孔。这里开阖二字，即指皮肤汗孔的开闭。大偻：身体俯偻。

3　陷脉为瘘：李念莪注："陷脉者，寒气自筋络而陷入脉中也。"瘘：医学入门："瘘，即漏也。经年成漏者，在颈则曰瘰漏，在痔即曰痔漏。"

4　肉腠：肌肉之间。

5　俞：音输，是经络的孔穴。

6　营气不从：李念莪注："营行脉中，邪气陷脉则营气不从，故逆于内而痈肿生焉。"

烁¹，穴俞以闭，发为风疟²。故风者，百病之始也³，清静则肉腠闭拒⁴，虽有大风苛毒⁵，弗之能害，此因时之序也。故病久则传化⁶，上下不并⁷，良医弗为。故阳畜积⁸，病死。而阳气当隔，隔者当写，不亟正治，粗乃败之⁹。故阳气者，一日而主外。平旦人气生¹⁰，日中而阳气隆，日西而阳气已虚，气门乃闭¹¹。是故暮而收拒，无扰筋骨，无见雾露，反此三时，形乃困薄¹²。

---

1　魄汗未尽，形弱而气烁：李念莪注："肺主皮毛，汗之窍也。肺实藏魄，故名魄汗。汗出未透，则热郁于内，形气俱烁。"

2　风疟：疟疾的一种，症状是烦躁、头痛、怕冷、自汗、先热后冷。

3　故风者，百病之始也：张景岳："凡邪伤卫气，如上文寒、暑、湿、气、风者，莫不缘风气以入，故风者为百病之始。"

4　清静：就是善于保养身体，包括"不妄作劳，恬憺虚无"等意义。所以王冰说："嗜欲不能劳其目，淫邪不能惑其心，不妄劳作，是为清静。"

5　大风苛毒：是古人对剧烈致病因素的认识。中国医学大辞典："风邪之大者。""大"字含有"厉害"的意思。又说："犹言毒之甚者。"总之是古人形容某些致病因素的剧烈，所以名之曰"大风苛毒"。

6　病久则传化：张志聪："病久者，邪留而不去者。传者，始伤皮毛，留而不去，则入于腠理；留而不去，则入于经脉冲俞；留而不去，则入于募原藏府。化者，或化而为热，或化而为燥结，或化而为湿泻。盖天有六淫之邪，而吾身有六气之化也。"

7　上下不并：并，是指相互交通的意思，不并，就是不相交通。上下不并，就是阴阳脱离的意思。

8　畜：同蓄，蓄积的意思。阳气蓄积之后，就乖离不通，所以说"阳气当隔"。

9　粗：这里指的是"粗工"，就是技术不高明的医生。

10　平旦：日出的时候。张志聪："一日分为四时；朝则为春，日中为夏，日入为秋，夜半为冬。"所以朝则人气始生。

11　气门，即汗孔。汗孔是阳气散泄的门户，所以称为气门。

12　行乃困薄：形体被邪所困窘衰薄。

人的阳气，既能养神而使精神慧爽，又能养筋而使诸筋柔韧。汗孔的开闭调节失常，寒气就会随之侵入，损伤阳气，以致筋失所养，造成身体俯曲不伸。寒气深陷脉中，留连肉腠之间，气血不通而瘀积，久而成为疮瘘。从腧穴侵入的寒气内传而迫及五脏，损伤神志，就会出现恐惧和惊骇的征象。由于寒气的稽留，营气不能顺利地运行，阻逆于肌肉之间，就会发生痈肿。汗出未止的时候，形体与阳气都受到一定的削弱，若风寒内侵，腧穴闭阻，就会发生风疟。风是引起各种疾病的原因，而只要人体保持精神的安定和遵守劳逸适度等养生的原则，那么，肌肉腠理就会密闭而有抗拒外邪的能力，虽有大风苛毒的浸染，也不能伤害，这正是循着时序的变化规律保养生气的结果。病久不愈，邪留体内，则会内传并进一步演变，到了上下不通、阴阳阻隔的时候，虽有良医，也无能为力了。所以阳气蓄积，瘀阻不通时，也会致死。对于这种阳气蓄积、阻隔不通者，应采用通泻的方法治疗，如不迅速正确施治，而被粗疏的医生所误，就会导致死亡。人身的阳气，白天主司体表：清晨的时候，阳气开始活跃，并趋向于外；中午时，阳气达到最旺盛的阶段；太阳偏西时，体表的阳气逐渐虚少，汗孔也开始闭合。所以到了晚上，阳气收敛，拒守于内，这时不要扰动筋骨，也不要接近雾露。如果违反了一天之内这三个时间的阳气活动规律，形体被邪气侵扰则困乏而衰薄。

岐伯曰：阴者，藏精而起亟也[1]；阳者，卫外而为固也。阴不胜其阳，则脉流薄疾[2]，并乃狂[3]；阳不胜其阴，则五藏气争，九窍不通。是以圣人陈阴阳[4]，筋脉和同，骨髓坚固，气血皆从。如是，则内外调和，邪不能害，耳目聪明，气立如故。

风客淫气[5]，精乃亡[6]，邪伤肝也[7]。因而饱食，筋脉横解[8]，肠澼为痔[9]。因而大饮，则气逆[10]。因而强力[11]，肾气乃伤，高骨乃坏。凡阴阳之要，阳密乃固[12]。两者不和[13]，若春无秋，若冬无夏。因而和

---

1　阴者，藏精而起亟也：辞源："亟，音器，频数。"即经常的意思。张景岳："亟，即气也。"观阴阳应象大论曰：精化为气。即此藏精起气之谓。又本神篇曰：阴虚则无气。亦其义也。故此当以气字为解，以见阳能生阴，阴亦能生阳，庶为得理。这就是说，体内贮藏的精，是气的来源。

2　薄疾：薄音 bó；薄疾，是急迫的样子。

3　并：这里是合并、加重的意思。

4　陈阴阳：张志聪："陈，敷布也。"犹言平衡阴阳，不使偏胜也。

5　客：邪从外面侵入，如客从外来。淫：浸淫，渐渐侵害。

6　亡：是损耗的意思。

7　伤肝：阴阳应象大论："风气通于肝。"所以说肝伤。

8　横解：横逆损伤的意思。王冰："甚饱则肠胃横满，肠胃满则筋脉解而不属，故肠澼而为痔也。传论曰：饮食自倍，肠胃乃伤。此伤之信也。"

9　肠澼：即痢疾。

10　大饮，则气逆：王冰："多则肺布叶举，故气逆而上奔也。"张景岳："酒挟风邪，则因走肺。"

11　强力：就是勉强用力，超过自己体力的限度。又王冰："强力入房也。"

12　乃固：张志聪："总结上文之义，而归重于阳焉。盖阳密则邪不外泄，而精不内亡矣；无烦劳，则阳不外张，而精不内绝矣。"

13　两者不和：和，含有平衡协调的意思。王冰："两谓阴阳，和谓和合，则交会也。"

**之，是谓圣度[1]。故阳强不能密，阴气乃绝；阴平阳秘，精神乃治；阴阳离决，精气乃绝。**

岐伯说：阴是藏精于内不断地扶持阳气的，阳是卫护于外使体表固密的。如果阴不胜阳，阳气亢盛，就使血脉流动急促，若再受热邪，阳气更盛就会发为狂症。如果阳不胜阴，阴气亢盛，就会使五脏之气不调，以致九窍不通。所以圣人使阴阳平衡，无所偏胜，从而达到筋脉调和，骨髓坚固，血气畅顺。这样，则会内外调和，邪气不能侵害，耳目聪明，气机正常运行。

风邪侵犯人体，伤及阳气，并逐步侵入内脏，阴精也就日渐消亡，这是由于邪气伤肝所致。若饮食过饱，阻碍升降之机，会发生筋脉弛纵、肠澼及痔疮等病证。若饮酒过量，会造成气机上逆。若过度用力，会损伤肾气，腰部脊骨也会受到损伤。大凡阴阳的关键，以阳气的致密最为重要。阳气致密，阴气就能固守于内。阴阳二者不协调，就像一年之中，只有春天而没有秋天，只有冬天而没有夏天一样。因此，阴阳的协调配合，相互作用，是维持正常生理状态的最高标准。所以阳气亢盛，不能固密，阴气就会竭绝。阴气和平，阳气固密，人的精神才会正常。如果阴阳分离决绝，人的精气就会随之而竭绝。

**因于露风，乃生寒热。是以春伤于风，邪气留连，乃为洞**

---

1　圣度：度，是法度；圣度，就是最好的养生法度。又张志聪："是谓圣人调养之法度。"

泄[1]；夏伤于暑，秋为痎疟[2]；秋伤于湿，上逆而咳[3]，发为痿厥[4]；冬伤于寒，春必温病[5]。四时之气，更伤五藏。

阴之所生，本在五味；阴之五宫，伤在五味[6]。是故味过于酸，肝气以津[7]，脾气乃绝；味过于咸，大骨气劳，短肌[8]，心气抑[9]；味过于甘，心气喘满，色黑，肾气不衡；味过于苦，脾气

---

1　洞泄：一名飧泄，乃风行乘土，水谷不化而下利。

2　痎疟：夏伤于暑，伏而不发，秋气收束，寒郁为热，故寒热交争，而成疟。李念莪注："痎者，疟之通称也。"

3　上逆而咳：李念莪注："土旺于四季之末，秋末亦可伤湿，秋气通于肺，湿郁成热，上乘肺金，气逆而咳，曰上逆者，湿从下受故也。"

4　痿厥：王冰："湿气内攻于藏府则咳逆，外散于筋脉则痿弱也。厥：谓逆气也。"痿厥，湿气下行，可成痿症而厥逆。

5　温病：就是温热病，伤寒论："太阳病发热而渴，不恶寒者，为温病。"温病从经文各篇例，皆作病温，此恐错置。李念莪注："冬伤于寒，寒毒藏于阴分，至春始发，名为温病。"

6　阴之五宫，伤在五味：阴之五宫，指五脏，是阴精所藏之所，五味本能养五脏，但如果五味太过反而会损伤五脏。五味：甘、酸、辛、苦、咸称为五味。这里指饮食的五味。又莫仲超："酸生肝，苦生心，甘生脾，辛生肺，咸生肾，是阴之所生，本在五味也。"五宫：张景岳："五藏也。"

7　津：张景岳："津，溢也。酸入肝，过于酸则肝气溢。酸从木化，木实则克土，故脾气乃绝。"所以这里指太盛的意思。

8　大骨气劳：张景岳："劳，困剧也。"大骨指高骨。高骨，腰间命门穴上有骨高起。大骨气劳，短肌：过食咸味伤肾，肾主骨，故腰骨劳伤。咸走血，血伤，故肌肉萎缩。

9　抑：王冰："心气抑滞而不行。"即不舒畅的意思。

不濡[1]，胃气乃厚[2]；味过于辛，筋脉沮弛，精神乃央[3]。是故谨和五味，骨正筋柔[4]，气血以流，腠理以密[5]，如是则骨气以精[6]；谨道如法[7]，长有天命[8]。

由于雾露风寒之邪的侵犯，就会发生寒热。春天伤于风邪，留而不去，会发生急骤的泄泻。夏天伤于暑邪，到秋天会发生疟疾病。秋天伤于湿邪，邪气上逆，会发生咳嗽，并且可能发展为痿厥病。冬天伤于寒气，到来年的春天，就要发生温病。四时的邪气，交替伤害人的五脏。

阴精的产生，来源于饮食五味。储藏阴精的五脏，也会因五味而受伤，过食酸味，会使肝气淫溢而亢盛，从而导致脾气的衰竭；过食咸味，会使骨骼损伤，肌肉短缩，心气抑郁；过食甜味，会使心气满闷，气逆作喘，颜面发黑，肾气失于平衡；过食苦味，会使脾气过燥而不濡润，从而使胃气壅滞；过食辛味，会使筋脉败坏，发生弛纵，精神受损。因此谨慎地调和五味，会使骨骼强健，筋脉

---

1　不濡：李念莪注："即不润，苦者性燥，故不濡也。"

2　厚：作肠满讲，亦可作迟钝讲。张景岳："厚者，肠满之谓。"胃气乃厚：李念莪注："脾之正气不濡，胃之邪气乃厚。厚者，胀满之类也。"

3　沮弛，乃央：张志聪注："沮，遏抑也。弛，懈弛也。乃央，乃受其殃。"沮：这里作败坏讲。央：张志聪："央同殃，即受伤的意思。"

4　骨正：骨骼正直。高士宗："五味和，则肾主之骨以正。"

5　腠理：吴昆："腠，汗孔也；理，肉文也。"金匮要略："腠者，是三焦通会元真之处，为血气所注；理者，是皮肤藏府之文理也。"

6　精：这里作刚强、精粹解。

7　法：张志聪："调养如法。"即养生的方法。

8　天命：天赋的寿命。

柔和，气血通畅，腠理致密，这样，骨气就精强有力。所以重视养
生之道，并且依照正确的方法加以实行，就会长期保有天赋的生
命力。

# 金匮真言论第二十六

　　本篇内容以阴阳、四时、五行为中心，联系人体变化，讨论发病规律，以及天人之间与各方面的关系；其中很多是学术上的原则性问题，作者非常重视，亦非常珍秘，因此，篇名题为"金匮真言论"。

　　季节性多发病，要考虑四时气候与五脏的关系。阴阳学说在医学上的运用，在于考察从一日之间的变化、体表部位以及藏府位置等。人体藏府功能和自然界气候变化的有机联系，要以四时阴阳五行为中心来演绎、讨论。

　　**黄帝问曰：天有八风[1]，经有五风，何谓？岐伯对曰：八风发邪，以为经风，触五藏，邪气发病。所谓得四时之胜者，春胜长夏，长夏胜冬，冬胜夏，夏胜秋，秋胜春，所谓四时之胜也。**

---

1　天有八风：指自然界中来自八方不正之邪气。八风，指来自东、西、南、北、东南、西南、东北、西北八方之风。

东风生于春[1]，病在肝[2]，俞在颈项[3]；南风生于夏，病在心，俞在胸胁；西风生于秋，病在肺，俞在肩背；北风生于冬，病在肾，俞在腰股[4]；中央为土，病在脾，俞在脊。故春气者[5]，病在头；夏气者，病在藏[6]；秋气者，病在肩背；冬气者，病在四支[7]。故春善病鼽衄[8]，仲夏善病胸胁，长夏善病洞泄寒中[9]，秋善病风疟[10]，冬善病痹厥[11]。故冬不按跷[12]，春不鼽衄，春不病颈项，仲夏不病胸胁，长夏不病洞泄寒中，秋不病风疟，冬不病痹厥，

---

1　东风生于春：马莳："春主甲乙木，其位东，故东风生于春。"按南风、西风、北风，可以此类推。

2　病在肝：马莳："阴阳应象大论谓：在天为风，在藏为肝。故人之受病，当在于肝。"又张志聪："藏气实则病气，藏气虚则病藏。"按病在心、病在肺、病在肾，可以此类推。

3　俞在颈项：王冰："春气发荣于万物之上，故俞在颈项。"

4　股：即大腿。马莳："凡外而腰股之所，乃肾之分部也。"

5　气：此处指外界之气候。张志聪："所谓气者，言四时五藏之气。"

6　藏：指内脏。张景岳："在藏之心，心通夏气，为诸藏之主也。"

7　四支：同四肢。

8　鼽衄：鼽，音求；衄，音恧。鼽，说文："病寒鼻窒也，涕久不通，遂至窒塞也。"即鼻塞流涕；衄，说文："鼻出血也。"

9　寒中：此处作寒气在中解；亦即里寒证。张志聪："脾为阴中之至阴，不能化热，而为寒中也。"

10　风疟：疟疾之一种。

11　痹厥：此处作手足麻木逆冷解。

12　按跷：王冰："按，谓按摩；跷，谓如矫捷之举动手足，是所谓引导也。"这里作扰动筋骨解。

**飧泄而汗出也。夫精者¹，身之本也。故藏于精者，春不病温；夏暑汗不出者，秋成风疟。此平人脉法也。**

黄帝问道：自然界有八风，人的经脉病变又有五风的说法，这是怎么回事呢？岐伯答说：自然界的八风是外部的致病邪气，它侵犯经脉，产生经脉的风病，风邪还会继续循经脉而侵害五脏，使五脏发生病变。一年的四个季节，有相克的关系，如春胜长夏，长夏胜冬，冬胜夏，夏胜秋，冬胜春，某个季节出现了克制它的季节气候，这就是所谓四时相胜。

东风生于春季，病多发生在肝，肝的经气输注于颈项。南风生于夏季，病多发生于心，心的经气输注于胸胁。西风生于秋季，病多发生在肺，肺的经气输注于肩背。北风生于冬季，病多发生在肾，肾的经气输注于腰股。长夏季节和中央的方位属于土，病多发生在脾，脾的经气输注于脊。所以春季邪气伤人，多病在头部；夏季邪气伤人，多病在心；秋季邪气伤人，多病在肩背；冬季邪气伤人，多病在四肢。春天多发生鼽衄，夏天多发生在胸胁方面的疾患，长夏季多发生腹泻等里寒证，秋天多发生风疟，冬天多发生痹厥。若冬天不进行按跷等扰动阳气的活动，来年春天就不会发生鼽衄和颈项部位的疾病，夏天就不会发生胸胁的疾患，长夏季节就不会发生腹泻一类的里寒病，秋天就不会发生风疟病，冬天也不会发生痹厥、飧泄、汗出过多等病证。精，是人体的根本，所以阴精内藏而不妄泄，春天就不会得温热病。夏暑阳盛，如果不能排汗散热，到秋天就会酿成风疟病。这是诊察普通人四时发病的一般

---

1　精：饮食所化之精华，人类生殖之原质，都称为“精”。张志聪：“神气血脉，皆生于精。”

规律。

故曰：阴中有阴，阳中有阳。平旦至日中[1]，天之阳，阳中之阳也；日中至黄昏[2]，天之阳，阳中之阴也；合夜至鸡鸣[3]，天之阴，阴中之阴也；鸡鸣至平旦[4]，天之阴，阴中之阳也。故人亦应之。夫言人之阴阳，则外为阳，内为阴；言人身之阴阳，则背为阳，腹为阴；言人身之藏府中阴阳，则藏者为阴，府者为阳，肝、心、脾、肺、肾，五藏皆为阴，胆、胃、大肠、小肠、膀胱、三焦，六府皆为阳。

所以欲知阴中之阴、阳中之阳者，何也？为冬病在阴，夏病在阳，春病在阴，秋病在阳[5]，皆视其所在，为施针石也[6]。故背为阳[7]，阳中之阳，心也；背为阳，阳中之阴，肺也；腹为阴，

1　平旦至日中：谓自卯至午，即时钟6—12时。平旦：是清晨，即卯时。日中：是中午，即午时。

2　日中至黄昏：谓自午至酉，即时钟12—18时。黄昏：夕阳西下，尚有微光的时候，即酉时。

3　合夜至鸡鸣：谓自酉至子，即时钟18—24时。合夜：黄昏后，日光已尽的时候。

4　鸡鸣至平旦：谓自子至卯，即时钟0—6时。鸡鸣：夜半鸡啼的时候，即子时。

5　冬病在阴、春病在阴：高士宗："冬病在阴，肾也。春病在阴，肝也。"盖肝肾为阴藏，居下焦，肝为阴中之阳，肾为阴中之阴，冬病在肾，春病在肝，所以说"冬病在阴""春病在阴"。夏病在阳、秋病在阳：高士宗："夏病在阳，心也。秋病在阳，肺也。"盖心肺为阳藏，居上焦，心为阳中之阳，肺为阳中之阴，夏病在心，秋病在肺，所以说"夏病在阳""秋病在阳"。

6　石：砭石。

7　背：张景岳："心肺居于膈上，连近于背，故为背之二阳藏；肝脾肾居于膈下，藏载于腹，故为腹之三阴藏。"按此处的背字是与腹字上下相对而言，所以背字可作胸腔部位来解释，腹字可作为腹腔部位来解释。

**阴中之阴，肾也；腹为阴，阴中之阳，肝也[1]；腹为阴，阴中之至阴[2]，脾也。此皆阴阳、表里、内外、雌雄相输应也[3]，故以应天之阴阳也。**

所以说：阴阳之中，还各有阴阳。白昼属阳，平旦到中午，为阳中之阳。中午到黄昏，则属阳中之阴。黑夜属阴，合夜到鸡鸣，为阴中之阴。鸡鸣到平旦，则属阴中之阳。人的情况也与此相应，就人体阴阳而论，外部属阳，内部属阴，就身体的部位来分阴阳，则背为阳，腹为阴，从藏府的阴阳划分来说，则脏属阴，腑属阳，肝、心、脾、肺、肾五脏都属阴，胆、胃、大肠、小肠、膀胱、三焦六腑都属阳。

了解阴阳之中复有阴阳的道理是为什么呢？这是要分析四时疾病的在阴在阳，以作为治疗的依据，如冬病在阴，夏病在阳，春病在阴，秋病在阳，都要根据疾病的部位来施用针刺和砭石的疗法。此外，背为阳，阳中之阳为心，阳中之阴为肺。腹为阴，阴中之阴为肾，阴中之阳为肝，阴中的至阴为脾。以上这些都是人体阴阳表里、内外雌雄相互联系又相互对应的例证，所以人与自然界的阴阳是相应的。

**帝曰：五藏应四时，各有收受乎[4]？岐伯曰：有。东**

---

1　阳中之阳，心也；阳中之阴，肺也；阴中之阳，肝也：灵枢顺气一日分为四时篇："心为牡脏"，牡脏属阳。"肺为牝脏"，牝脏属阴。"肝为牡脏"，牡脏属阳。

2　阴中之至阴：脾在腹内属阴，又属足太阴经，故为阴中之至阴。

3　表里、内外、雌雄：表阳，里阴；内阴，外阳；雌阴，雄阳。这些相对的名词，都是取象比类以说明阴阳的。

4　收受：吴昆："五方之色，入通五藏，谓之收；五藏各藏其精，谓之受。"又张景岳："收受，言同气相求，各有所归也。"

方青色[1]，入通于肝，开窍于目[2]，藏精于肝，其病发惊骇[3]。其味酸，其类草木，其畜鸡，其谷麦，其应四时，上为岁星[4]，是以春气在头也[5]。其音角[6]，其数八[7]，是以知病之在筋也[8]，其臭臊[9]。

南方赤色，入通于心，开窍于耳，藏精于心，故病在五藏[10]。

---

1　东：与下文"南""中央"合为五方。在五行为木、火、土，在脏相应为肝、心、脾。

2　目：与下文"耳""口"分属九窍之中的五窍。本文系按九窍分配：目属肝，耳属心，口属脾。开窍于耳：马莳注："阴阳应象大论曰：心在窍为舌。缪刺论曰：手足少阴、太阴，足阳阴之络，皆会于耳中，上络左角。可见心之窍，不但在舌，而又在耳。"

3　惊骇：恐惧不安的样子，肝病多惊骇。

4　岁星：与下文"荧惑星""镇星"同属行星。岁星：即木星，五行属木。荧惑星：即火星，五行属火。镇星：即土星，五行属土。

5　春气在头：因为春气上升。

6　角：与下文的"徵""宫"都是五音之名称。其音角："角"是五音中之木音。其音徵：徵读zhǐ，是五音中的火音。其音宫：宫是五音中之土音，五音以宫为主。

7　八：和下文中的"七""五"：河图以一、二、三、四、五代水、火、木、金、土之数。自一至五，等于孤阳或孤阴，不起变化；自五加一，起生化作用。天一生水，地六成之；地二生火，天七成之；天三生木，地八成之；地四生金，天九成之；天五生土，地十成之。八、七、九、六，是木、火、金、水之成数，五是土之生数；按五行非土不成，如水生一而成六，火生二而成七，木生三而成八，金生四而成九，水、火、木、金皆得土而成。其数八：五行中木之成数，即天三生木，地八成之。其数七：五行中火之成数，即地二生火，天七成之。其数五：张志聪注："五，土之生数也。"

8　筋：和下文中的"脉""肉"：肝主筋，心主脉，脾主肉。病之在筋：因为肝主筋。病之在脉：张志聪注："心主脉，故病在脉。"病之在肉：因为脾主肌肉。

9　臊：臊音sāo，兽肉腥膻之气。臭：即气。

10　病在五藏：张志聪注："五脏六腑，心为之主，故心气病而及于五脏之气也。"

其味苦，其类火，其畜羊，其谷黍，其应四时，上为荧惑星，是以知病之在脉也。其音徵，其数七，其臭焦。

中央黄色，入通于脾，开窍于口，藏精于脾，故病在舌本[1]。其味甘，其类土，其畜牛，其谷稷，其应四时，上为镇星。是以知病之在肉也。其音宫，其数五，其臭香。

黄帝说：五脏除与四时相应外，它们各自还有相类的事物可以归纳起来吗？岐伯说：有。比如东方青色，与肝相通，肝开窍于目，精气内藏于肝，发病常表现为惊骇，在五味为酸，与草木同类，在五畜为鸡，在五谷为麦，与四时中的春季相应，在天体为岁星，春天阳气上升，所以其气在头，在五音为角，其成数为八，因肝主筋，所以它的疾病多发生在筋。此外，在嗅味为臊。

南方赤色，与心相通，心开窍于耳，精气内藏于心，在五味为苦，与火同类，在五畜为羊，在五谷为黍，与四时中的夏季相应，在天体为荧惑星，它的疾病多发生在脉和五脏，在五音为徵，其成数为七。此外，在嗅味为焦。

中央黄色，与脾相通，脾开窍于口，精气内藏于脾，在五味为甘，与土同类，在五畜为牛，在五谷为稷，与四时中的长夏相应，在天体为镇星，它的疾病多发生在舌根和肌肉，在五音为宫，其成数为五。此外，在嗅味为香。

西方白色[2]，入通于肺，开窍于鼻[3]，藏精于肺，故病在背[4]。其

---

1　舌本：即舌根。病在舌本：李念莪注："脾之脉，连舌本，散舌下。"

2　西：与下文中的"北"一样，表方位。在五行为金、水，在藏相应为肺、肾。

3　鼻：本文系按九窍分配：鼻属肺，二阴属肾。二阴，指前后二阴。

4　病在背：李念莪注："肺虽在胸中，实附于背也。"

味辛，其类金，其畜马，其谷稻，其应四时，上为太白星[1]。是以知病之在皮毛也[2]。其音商[3]，其数九[4]，其臭腥[5]。

北方黑色，入通于肾，开窍于二阴[6]，藏精于肾，故病在溪[7]。其味咸，其类水，其畜彘[8]，其谷豆，其应四时，上为辰星。是以知病之在骨也。其音羽，其数六，其臭腐。

故善为脉者，谨察五藏六府，一逆一从，阴阳、表里、雌雄之纪，藏之心意，合心于精。非其人勿教，非其真勿授，是谓得道。

西方白色，与肺相通，肺开窍于鼻，精气内藏于肺，在五味为辛，与金同类，在五畜为马，在五谷为稻，与四时中的秋季相应，在天体为太白星，它的疾病多发生在背部和皮毛，在五音为商，其

---

1　太白星：与下文的"辰星"同属行星。太白星：即金星，五行属金。辰星：即水星，五行属水。

2　皮毛，下文中的"骨"：肺主皮毛，肾主骨。病之在皮毛：因肺主皮毛。病之在骨：因肾主骨。

3　商：与下文中的"羽"，是五音之二音的名称。其音商：商，是五音中的金音。其音羽：羽即五音中的水音。

4　九：同下文中的"六"：河图以一、二、三、四、五代水、火、木、金、土之数。自一至五，等于孤阳或孤阴，不起变化；自五加一，起生化作用。天一生水，地六成之；地二生火，天七成之；天三生木，地八成之；地四生金，天九成之；天五生土，地十成之。八、七、九、六，是木、火、金、水之成数，五是土之生数；按五行非土不成，如水生一而成六，火生二而成七，木生三而成八，金生四而成九，水、火、木、金皆得土而成。其数九：五行中金之成数，即地四生金，天九成之。其数六：五行中水之成数，即天一生水，地六成之。

5　腥：腥音星，生肉气味。

6　二阴：即前后阴，也就是下窍。

7　溪：是肉之小会。病在溪：溪指肌肉的小会处，即小会之肉连于筋骨之间。

8　彘：音滞，同豕，就是猪。

成数为九。此外，在嗅味为腥。

北方黑色，与肾相通，肾开窍于前后二阴，精气内藏于肾，在五味为咸，与水同类，在五畜为彘，在五谷为豆，与四时中的冬季相应，在天体为辰星，它的疾病多发生在溪和骨，在五音为羽，其成数为六。此外，其味为腐。

所以善于诊脉的医生，能够谨慎细心地审察五脏六腑的变化，了解其顺逆的情况，把阴阳、表里、雌雄的对应和联系，纲目分明地加以归纳，并把这些精深的道理，深深地记在心中。这些理论，至为宝贵，对于那些不是真心实意地学习而又不具备一定条件的人，切勿轻意传授，这才是爱护和珍视这门学问的正确态度。

# 阴阳别论第二十七

本篇似乎是一篇脉学的专论，而论述的理论体系是以阴阳为主的。内容分别阴病和阳病，阴脉和阳脉。文内有"别于阳者，别于阴者"等四句，故名为"阴阳别论"。

本文运用阴阳的道理，讨论脉象和主病，并按照经脉藏府的分属，论证病情和决断预后。主要包括三阴三阳经病证诊断方面的意义，脉象与四时的相应关系及其分类、主病和预后，以及各经的部分病变、证候、传变及其预后。

**黄帝问曰：人有四经[1]、十二从[2]，何谓？岐伯对曰：四经应四时，十二从应十二月，十二月应十二脉[3]。脉有阴阳，知阳者知**

---

1 四经：是四时的正常脉象，即春脉弦、夏脉洪、秋脉浮、冬脉沉。

2 十二从：指手足三阴三阳之十二经脉，从手太阴起顺行至足厥阴，与十二月相应。又王冰："从谓天气顺行十二辰之分，故应十二月也。十二月谓春建寅、卯、辰，夏建巳、午、未，秋建申、酉、戌，冬建亥、子、丑之月也。"

3 十二月应十二脉：有二种说法：一种马莳谓："春应肝胆，夏应心与小肠，秋应肺与大肠，冬应肾与膀胱，而辰戌丑未之月，即合四经而兼之脾与胃也。"另一种张志聪谓："手太阴应正月寅，手阳明应二月卯，足阳明应三月辰，足太阴应四月巳，手少阴应五月午，手太阳应六月未，足太阳应七月申，足少阴应八月酉，手厥阴应九月戌，手少阳应十月亥，足少阳应十一月子，足厥阴应十二月丑。"

阴，知阴者知阳。凡阳有五[1]，五五二十五阳[2]。所谓阴者，真藏也[3]，见则为败，败必死也。所谓阳者，胃脘之阳也。别于阳者，知病处也；别于阴者，知死生之期。三阳在头[4]，三阴在手[5]，所谓一也。别于阳者，知病忌时；别于阴者，知死生之期。谨熟阴阳，无与众谋。

黄帝问道：人有四经十二从，这是什么意思？岐伯回答说：四经，是指与四时相应的正常脉象，十二从，是指与十二个月相应的十二经脉。脉有阴有阳，能了解什么是阳脉，就能知道什么是阴脉，能了解什么是阴脉，就能知道什么是阳脉。阳脉有五种，就是春微弦，夏微钩，长夏微缓，秋微毛，冬微石。五时各有五脏的阳脉，所以五时配合五脏，则为二十五种阳脉。所谓阴脉，就是脉没有胃气，称为真藏脉象，真藏脉是胃气已经败坏的象征，败象已见，就可以断其必死。所谓阳脉，就是指有胃气之脉。辨别阳脉的情况，就可以知道病变的所在；辨

---

1　凡阳有五：阳，阳脉；脉有胃气，称为阳脉。五，指五脏。凡阳有五，指五脏之脉皆有胃气。

2　五五：指五时各有五藏之正常脉象。高士宗："肝脉应春，心脉应夏，脾脉应长夏，肺脉应秋，肾脉应冬。春时，而肝、心、脾、肺、肾之脉，皆有微弦之胃脉；夏时，皆有微钩之胃脉；长夏，皆有微缓之胃脉；秋时，皆有微毛之胃脉；冬时，皆有微石之胃脉。是五五二十五阳。"

3　真藏：张景岳："阴者，无阳之谓；无阳者，即无阳明之胃气，而本藏之阴脉独见，如但弦但钩之类，是为真藏，胃气败也，故必死。"

4　三阳在头：头，指人迎。诊人迎可以测知三阳经的虚实。张景岳："阳明动脉曰人迎，在结喉两旁一寸五分，故曰三阳在头。"

5　三阴在手：手，指寸口。诊寸口可以测知三阴经的虚实。张景岳："五藏别论：五味入口，藏于胃以养五藏气，而变见于气口，气口亦太阴也。故曰三阴在手。"

别真脏脉的情况，就可以知道死亡的时期。三阳经脉的诊察部位，在结喉两旁的人迎穴，三阴经脉的诊察部位，在手鱼际之后的寸口。一般在健康状态之下，人迎与寸口的脉象是一致的。辨别属阳的胃脉，能知道时令气候和疾病的宜忌；辨别属阴的真脏脉，能知道病人的死生时期。临证时应谨慎而熟练地辨别阴脉与阳脉，就不致疑惑不绝而众议纷纭了。

**所谓阴阳者，去者为阴，至者为阳，静者为阴，动者为阳，迟者为阴，数者为阳。**

**凡持真脉之藏脉者[1]，肝至悬绝急[2]，十八日死，心至悬绝，九日死，肺至悬绝，十二日死，肾至悬绝，七日死，脾至悬绝，四日死[3]。**

---

1　脉之藏脉：即五脏欲绝之真脉。

2　悬绝：张志聪："真藏孤悬而绝，无意气之阳和也。"悬绝，指肝部真藏之脉独现，与其他各脏差别悬殊。即将断绝之意。悬，相距遥远，距离很大。绝，断绝。急：指脉象劲急无胃。张志聪："急者，肝死脉，来急益劲，如张弓弦也。"

3　"十八日""九日""十二日""七日""四日"：王冰："十八日者，金木成数之余也；九日者，水火生成数之余也；十二日者，金火生成数之余也；七日者，水土生数之余也；四日者，木生数之余也。"

**曰二阳之病发心脾[1]，有不得隐曲[2]，女子不月[3]；其传为风消[4]，其传为息贲者[5]，死不治。**

**曰三阳为病发寒热[6]，下为痈肿，及为痿厥腨痛[7]。其传为索泽[8]，其传为癫疝[9]。**

所谓脉象的阴阳，脉去为阴，脉来为阳；脉静为阴，脉动为阳；脉数迟为阴，脉数急为阳。

凡诊得无胃气的真藏脉，例如：肝脉来的形象，如一线孤悬，

---

1　二阳：张景岳："二阳，阳明也，为胃与大肠二经。然大肠小肠，皆属于胃，故此节所言，则独重在胃耳。"二阳，一阳为少阳，二阳为阳明，三阳为太阳。一阴为厥阴，二阴为少阴，三阴为太阴。二阳之病发心脾：马莳注："二阳者，足阳明胃经也。为仓廪之官，主受水谷，而乃不能纳谷者何也。此病由心脾所发，正如女子有不得隐曲之事，郁之于心，故心不能生血，血不能养脾，始为胃有所受，脾不能运化，而继则胃渐不能纳受矣。故知胃病发于心脾也。"

2　隐曲：曲折难言的隐情。王冰谓："隐蔽委曲之事也。"

3　女子不月：马莳注："水谷衰少，无以化精微之气，而血脉遂枯，月事不能以时下矣。"

4　风消：因热生风而津液消竭。马莳："血枯气郁而热生，热极则风生，而肌肉自尔消烁矣。"

5　息贲：喘息气逆。贲，通"奔"。马莳注："血枯气郁而热生，热极则风生，而肌肉自消烁矣，故谓之风消也。又火乘肺，而喘息上贲，痰嗽糜宁矣，是谓息贲。"

6　三阳：即太阳，指小肠与膀胱。太阳主表，故发寒热。李念莪注："太阳为三阳，属表，故发冷热与痈肿。"

7　痿厥：张景岳："足膝无力曰痿，逆冷曰厥。"腨痛：李念莪注："足太阳之脉从头下背，贯臀入腘，循腨抵足。故足膝无力而痿，逆冷而厥，足肚酸痛为腨痛。"痛，音渊，酸痛也。张景岳："腨，音篆；痛，音渊。足肚酸痛曰腨痛。"腨即胫后软肉处，俗称腿肚，是足太阳经的循行部位。

8　索泽：皮肤干燥而不润泽。马莳："精血枯涸，故皮肤润泽之气皆散尽矣。"

9　癫疝：有两种说法：原病式："小腹控卵，肿急绞痛也。"朱震亨："其形阴囊肿缒，如升如斗，不痒不痛，是也。"李念莪注："小腹控引睾丸而痛也。"

似断似绝，或者来得弦急而硬，十八日当死；心脉来时，孤悬断绝，九日当死；肺脉来时，孤悬断绝，十二日当死；肾脉来时，孤悬断绝，七日当死；脾脉来时，孤悬断绝，四日当死。

一般而言，胃肠有病，则可影响心脾，病人往往有难以告人的隐情，如果是女子就会月经不调，甚至经闭。若病久传变，或者形体逐渐消瘦，成为"风消"，或者呼吸短促，气息上逆，成为"息贲"，就不可治疗了。而太阳经发病，多有寒热的症状，或者下部发生痈肿，或者两足痿弱无力而逆冷，腿肚酸痛。若病久传化，或为皮肤干燥而不润泽，或变为癫疝。

曰一阳发病[1]，少气，善咳，善泄。其传为心掣[2]，其传为隔[3]。二阳一阴发病[4]，主惊骇、背痛、善噫、善欠[5]，名曰风厥[6]。二阴一阳发病[7]，善胀，心满，善气[8]。三阳三阴发病[9]，为偏枯痿易[10]，四支

---

1　一阳：即少阳，指三焦与胆。李念莪注："少阳为一阳，胆与三焦也。"

2　心掣：张志聪："心虚而掣痛。"

3　隔：是饮食不下、大便不通之症。张景岳："以木乘土，脾胃受伤，乃为隔症。"

4　一阴：即厥阴，指肝与心包络。李念莪注："二阳，胃与大肠也；一阴，肝与心主也。"

5　噫：张景岳："嗳气也。"欠：张景岳："呵欠也。"

6　风厥：指风木犯胃，肝气上逆。张景岳："风厥之义不一，如本篇者，言二阳一阴发病，名曰风厥，言胃与肝也，其在评热病论者，言太阳少阴病也；在五变篇者，曰，人之善病风厥漉汗者，肉不坚，腠理疏也。"

7　二阴：即少阴，指心与肾。李念莪注："二阴，心与肾也；一阳，胆与三焦也。"

8　善气：时常叹气的意思。

9　三阴：即太阴，指肺与脾。李念莪注："三阳，膀胱小肠也；三阴，脾与肺也。"

10　痿易：痿，痿弱无力；易，谓变易。王冰："易，谓变易，常用而痿弱无力也。"李念莪注："易，变易也。痿易，强者，变而为痿也。"

不举。

鼓一阳曰钩，鼓一阴曰毛[1]，鼓阳胜急曰弦，鼓阳至而绝曰石，阴阳相过曰溜[2]。

一般而言，少阳经发病，生发之气即减少，或易患咳嗽，或易患泄泻。若病久传变，或为心虚掣痛，或为饮食不下，阻塞不通。阳明与厥阴发病，主病惊骇，背痛，常常嗳气、呵欠，名曰风厥。少阴和少阳发病，腹部作胀，心下满闷，时欲叹气。太阳和太阴发病，则为半身不遂的偏枯症，或者变易，常用而痿弱无力，或者四肢不能举动。

脉搏鼓动于指下，来时有力，去时力衰，叫作钩脉；稍无力，来势轻虚而浮，叫作毛脉；有力而紧张，如按琴瑟的弦，叫作弦脉；有力而必须重按，轻按不足，叫作石脉；既非无力，又不过于有力，一来一去，脉象和缓，流通平顺，叫作滑脉。

凡痹之客五藏者，肺痹者，烦满，喘而呕。心痹者，脉不通，烦则心下鼓[3]，暴上气而喘，嗌干，善噫[4]，厥气上则恐。肝痹

---

1　鼓：王冰：“鼓，鼓动。”“一阳”“一阴”：这里所谓阴阳，是指脉搏的形态而说的，如有力为阳，无力为阴，故称稍有力为“一阳”，稍无力为“一阴”。张志聪：“钩当作弦，弦当作钩。此论四经之脉，以应四时也。一阳之气初升，故其脉如弦之端直，以应春生之气也；一阴之气初升，故其脉如毛之轻柔，以应秋阴之气也。”

2　阴阳相过曰溜：张志聪：“溜，滑也，阴阳相过，其脉则滑。长夏之时，阳气微下，阴气微上，阴阳相过，故脉滑也。”

3　心下鼓：马莳：“鼓字为句，心下鼓战也。”按即跳动的意义。指心悸。

4　善噫：因心痹，气机不畅，发出叹气。

者，夜卧则惊，多饮，数小便，上为引如怀[1]。肾痹者，善胀，尻以代踵[2]，脊以代头[3]。脾痹者，四肢解堕，发咳，呕汁，上为大塞。肠痹者，数饮而出不得，中气喘争，时发飧泄。胞痹者[4]，少腹膀胱，按之两髀，若沃以汤[5]，涩于小便，上为清涕。

阴气者[6]，静则神藏，躁则消亡。饮食自倍，肠胃乃伤。淫气喘息[7]，痹聚在肺；淫气忧思，痹聚在心；淫气遗溺，痹聚在肾；淫气乏竭[8]，痹聚在肝；淫气肌绝，痹聚在脾。

凡痹病侵入到五脏，症状各有不同：肺痹的症状是烦闷胀满，喘逆呕吐。心痹的症状是血脉不通畅，烦躁则心悸，突然气逆上壅而喘息，咽干，易嗳气，厥逆气上则引起恐惧。肝痹的症状是夜眠多惊，饮水多而小便频数，疼痛循肝经由上而下牵引少腹如怀孕之状。肾痹的症状是腹部易作胀，骨痿而足不能行，行步时臀部着地，脊柱屈曲畸形，高耸过头。脾痹的症状是四肢倦怠无力，咳

---

1　上为引如怀：高士宗："经脉论：肝病，丈夫癞疝，妇人少腹肿，故上为引于下，有如怀物之状。"王冰："上引少腹，如怀妊之状。"亦可。张志聪注："上引于中，而有如怀孕之状也。"即渴而引饮，饮水不消，胸腹膨胀之意。

2　尻以代踵：尻，骶尾部；踵，脚跟；尻以代踵，指只能坐不能站，更不能行走的意思。张志聪注："脊椎尽处为尻，骨痿而不能行，故以尻代踵。"

3　脊以代头：张志聪注："因病者，脊不能仰，故以脊代头。"即俗称驼背病。

4　胞痹：张景岳："胞，膀胱之脬也，胞、脬俱音抛。"高士宗："即膀胱痹也。"

5　沃：音屋，王冰："沃，犹灌也。"若沃以汤：汤，热水；若沃以汤，形容热甚，如热水灌之。

6　阴气：此处指五脏之气。张景岳："藏气也。五藏者，所以藏精神魂魄意志者也。"

7　淫气：指五脏内逆乱失和的气。

8　乏竭：马莳："邪气浸淫，阴血乏竭。"即气血衰败、疲乏力竭的意思。

嗽，呕吐清水，上腹部阻塞不通。肠痹的症状是频频饮水而小便困难，腹中肠鸣，时而发生完谷不化的泄泻。膀胱痹的症状是少腹膀胱部位按之疼痛，如同灌了热水似的，小便涩滞不爽，上部鼻流清涕。

五脏精气，安静则精神内守，躁动则易于耗散。若饮食过量，肠胃就要受损。致痹之邪引起呼吸喘促，是痹发生在肺；致痹之邪引起忧伤思虑，是痹发生在心；致痹之邪引起遗尿，是痹发生在肾；致痹之邪引起疲乏衰竭，是痹发生在肝；致痹之邪引起肌肉瘦削，是痹发生在脾。

**阴争于内，阳扰于外，魄汗未藏[1]，四逆而起，起则熏肺，使人喘鸣[2]。阴之所生，和本曰和[3]。是故刚与刚，阳气破散，阴气乃消亡。淖则刚柔不和[4]，经气乃绝。**

阴阳失去平衡，以致阴气争胜于内，阳气扰乱于外，汗出不止，四肢厥冷，下厥上逆，浮阳熏肺，发生喘鸣。阴之所以不能生化，由于阴阳的平衡，是谓正常。如果以刚与刚，则阳气破散，阴气亦必随之消亡；倘若阴气独盛，则寒湿偏胜，亦为刚柔不和，经脉气血亦致败绝。

---

1　魄汗未藏：马莳：“肺经内主藏魄，外主皮毛，魄汗外泄，未能闭藏。”张志聪：“如魄汗未藏，是夺汗而伤其精血矣。”按人身表分不固，汗易出，汗出不止，四肢就会发冷。此阳气同汗而耗散，阴气因汗而消竭。

2　起则熏肺，使人喘鸣：张景岳：“魄汗未藏者，表不固也；四逆而起者，阳内竭也；甚至正不胜邪，则上熏及肺，令人气喘声鸣。此以营卫下竭，孤阳上浮，其不能免矣。”

3　和本：本，指阴阳；和本，即阴阳平衡之意。张志聪：“阴之所生之阳脉，与所本之阴脉相和，而始名曰和。”

4　淖：读闹。吴昆：“此言偏阴之害。淖，谓阴气太过，而潦淖也。”

死阴之属，不过三日而死；生阳之属，不过四日而已[1]。所谓生阳、死阴者，肝之心谓之生阳[2]，心之肺谓之死阴[3]，肺之肾谓之重阴，肾之脾谓之辟阴[4]，死不治。

结阳者，肿四支[5]。结阴者，便血一升，再结二升，三结三升[6]。阴阳结斜，多阴少阳曰石水[7]，少腹肿。二阳结谓之消[8]。三阳结谓之隔[9]，三阴结谓之水[10]，一阴一阳结谓之喉痹[11]。

---

1　生阳之属，不过四日而已：病邪之传变，以五行相生的次序而传的，称为"生阳"。张志聪："五藏相克而传谓之死阴，相生而传谓之生阳。"

2　肝之心谓之生阳：李念莪注："自肝传心，得之生气，是谓生阳。"

3　心之肺谓之死阴：李念莪注："自心传肺，故曰死阴，由阳脏转入阴脏。"

4　辟阴：辟，音 pī，有反克之义。肾属水，脾属土，土木克水，今肾反伤脾，故称为辟阴。张景岳："土木制水，而水反侮脾，水无所胃，是为辟阴。"

5　结阳者，肿四支：张志聪注："四支，为诸阳之本。气归形，气结，故形肿也。此概三阳而言也。"结：气血郁结不舒畅的意思，马莳："气血不疏畅也。"

6　结阴者，便血一升，再结二升，三结三升：张志聪注："阴气结于内，而不得流行，则血亦留聚而下泄矣；再结，二阴并结；三结，三阴俱结。此概三阴而言也。"

7　阴阳结斜，多阴少阳曰石水：李念莪注："斜，当作邪。六阴六阳诸经，皆能结聚水邪。若多在阴经，少在阳经，病生石水。"石水，少腹肿硬如石，有声如水也，即水肿病的一种。

8　二阳结谓之消：张志聪注："二阳，阳明胃气也。消，消渴也。阳明气结，则水谷之津液不生，以致消渴而为病也。"

9　三阳结谓之隔：张志聪注："三阳，太阳也。太阳为诸阳主气，阳气结则膈气不通，饮食亦隔塞而不下矣。"

10　三阴结谓之水：张志聪注："三阴，太阴脾也。脾为转运之官，脾气结，则入胃之水液不行，而为水逆矣。"

11　一阴一阳结谓之喉痹：李念莪注："一阴，肝与心主也。一阳，胆与三焦也。四经皆充上，其脉并络于喉，阳邪内结，痹证乃生。痹者，闭也。"喉痹：病名，喉肿而闭塞。张景岳："痹者，闭也。"

属于死阴的病，不过三日就要死；属于生阳的病，不过四天就会痊愈。所谓生阳、死阴：例如肝病传心，为木生火，得其生气，叫作生阳；心病传肺，为火克金，金被火消亡，叫作死阴；肺病传肾，以阴传阴，无阳之候，叫作重阴；肾病传脾，水反侮土，叫作辟阴，是不治的死症。

邪气郁结于阳经，则四肢浮肿，以四肢为诸阳之本；邪气郁结于阴经，则大便下血，以阴络伤则血下溢，初结一升，再结二升，三结三升；阴经阳经都有邪气郁结，而偏重于阴经方面的，就会发生"石水"之病，少腹肿胀；邪气郁结于二阳（足阳明胃、手阳明大肠），则肠胃俱热，多为消渴之症；邪气郁结于三阳（足太阳膀胱、手太阳小肠），则多为上下不通的隔症；邪气郁结于三阴（足太阴脾、手太阴肺），多为水肿膨胀的病；邪气郁结于一阴一阳（指厥阴和少阳）多为喉痹之病。

**阴搏阳别谓之有子[1]。阴阳虚，肠澼，死。阳加于阴谓之汗，阴虚阳搏谓之崩[2]。**

**三阴俱搏，二十日夜半死。二阴俱搏，十三日夕时死。一阴俱搏，十日死。三阳俱搏且鼓，三日死。三阴三阳俱搏，心腹满，发尽，不得隐曲[3]，五日死。二阳俱搏，其病温，死不治，不**

---

1　阴搏阳别：高士宗："言阴气过盛，搏击于内，不与阳和。"王冰："阴，谓尺中也；搏，为搏触于手也。尺脉搏击与寸口殊别，阳气挺然，则有妊之兆。"张景岳谓："阴"，兼手足少阴而言；"搏"，搏击于手；阳别者，言阳脉搏手，似乎阳邪，然其鼓动滑利，本非邪脉，盖以阴中见阳，而别有和调之象。

2　崩：下血多而速，谓之崩，是形容血下如山之崩。马蒔："尺脉既虚，阴血已损，寸脉搏击，虚火愈炽，谓之曰崩，盖火迫而血妄行也。"

3　隐曲：此处指大小便。

**过十日死。**

阴脉搏动有力，与阳脉有明显的区别，这是怀孕的现象；阴阳脉（尺脉、寸脉）俱虚而患痢疾的，是为死症；阳脉加倍于阴脉，当有汗出，阴脉虚而阳脉搏击，火迫血行，在妇人为血崩。

三阴（指手太阴肺、足太阴脾）之脉，俱搏击于指下，大约到二十天后半夜时死亡；二阴（指手少阴心、足少阴肾）之脉俱搏击于指下，大约到十三天后傍晚时死亡；一阴（指手厥阴心胞络、足厥阴肝）之脉俱搏击于指下，大约十天后死亡。三阳（指足太阳膀胱、手太阳小肠）之脉俱搏击于指下，而鼓动过甚的，三天就要死亡；三阴三阳之脉俱搏，心腹胀满，阴阳之气发泄已尽，大小便不通，则五日死；二阳（指足阳明胃、手阳明大肠）之脉俱搏击于指下，患有温病的，无法治疗，不过十日就要死了。

# 经脉别论第二十八

　　本篇内容是讨论经脉病变和饮食的运化输布，与常论不同，所以叫作"别论"。它的意义，和"五藏别论""阴阳别论"各篇相同。

　　环境、情志的变化和体力的劳逸都影响着脉搏。临床诊断必须结合观察病人身体的强弱、骨肉皮肤的形态等，才能正确地了解病情。饮食的消化、吸收、输布等过程，主要是依靠脾的运化和肺的输布，得以营养全身。六经偏盛所发生的症状各有施治，应注意气逆所出现的脉象。三阴三阳的脉象各不同，宜加区别。

　　**黄帝问曰：人之居处、动静、勇怯[1]，脉亦为之变乎？岐伯对曰：凡人之惊恐、恚劳、动静，皆为变也。是以夜行则喘出于肾[2]，淫气病肺[3]；有所堕恐，喘出于肝[4]，淫气害脾；有所惊**

---

1　居处、动静、勇怯：居处，指居住环境；动静，指劳动安逸；勇怯，指身体强弱。

2　夜行则喘出于肾：张志聪注："肾主闭藏，夜行肾气外泄，上逆而伤于肺，故喘出于肾。"

3　淫气：张景岳："淫气者，阴伤则阳胜，气逆为患也。"按即气之有余而足亦为害者，称淫气。淫气：《中国医学大辞典》注："气之有余而足以为害者。"

4　堕恐，喘出于肝：李念莪注："堕而恐者，伤筋损血，故喘出于肝。"

**恐，喘出于肺 [1]，淫气伤心；度水跌仆，喘出于肾与骨。**

黄帝问道：人们的居住环境、活动、安静、勇敢、怯懦有所不同，其经脉血气也随着变化吗？岐伯回答说：人在惊恐、忿怒、劳累、活动或安静的情况下，经脉血气都要受到影响而发生变化。所以夜间远行劳累，就会扰动肾气，使肾气不能闭藏而外泄，则气喘出于肾脏，其偏胜之气，就会侵犯肺脏。若因坠堕而受到恐吓，就会扰动肝气，而喘出于肝，其偏胜之气就会侵犯脾脏。或有所惊恐，惊则神越气乱，扰动肺气，喘出于肺，其偏胜之气就会侵犯心脏。渡水而跌仆，跌仆伤骨，肾主骨，水湿之气通于肾，致肾气和骨气受到扰动，气喘于肾和骨。

**当是之时，勇者气行则已，怯者则着而为病也。故曰：诊病之道，观人勇怯、骨肉、皮肤，能知其情，以为诊法也。**

**故饮食饱甚，汗出于胃；惊而夺精 [2]，汗出于心；持重远行，汗出于肾；疾走恐惧，汗出于肝；摇体劳苦，汗出于脾。**

在这种情况下，身体强盛的人，气血畅行，不会出现什么病变；怯弱的人，气血留滞，就会发生病变。所以说：诊察疾病，观察病人的勇怯及骨骼、肌肉、皮肤的变化，便能了解病情，并以此作为诊病的方法。

在饮食过饱的时候，则食气蒸发而汗出于胃。惊则神气浮越，则心气受伤而汗出于心。负重而远行的时候，则骨劳气越，肾气受

---

1　惊恐，喘出于肺：李念莪注："且惊且恐，则气衰而神乱。肺主气，心藏神，故二脏受伤。"

2　惊而夺精：王冰："惊夺心精，神气乃浮，阳内薄之，故汗出于心也。"意思是说受了惊恐以后，精神受到损伤。

伤而汗出于肾。疾走而恐惧的时候，由于疾走伤筋，恐惧伤魂，则肝气受伤而汗出于肝。劳力过度的时候，由于脾主肌肉四肢，则脾气受伤而汗出于脾。

**故春秋冬夏四时阴阳，生病起于过用，此为常也。食气入胃，散精于肝[1]，淫气于筋[2]。食气入胃，浊气归心[3]，淫精于脉。脉气流经，经气归于肺，肺朝百脉[4]，输精于皮毛。毛脉合精，行气于府[5]，府精神明，留于四藏[6]。气归于权衡[7]。权衡以平，气口成寸[8]，以决死生。饮入于胃，游溢精气[9]，上输于脾。脾气散精，上归于肺，通调水道，下输膀胱。水精四布，五经并行[10]，合于四时**

---

1　精：食物所化的精微物质。

2　淫：王冰："淫溢精微入于脉。"即浸淫溢满的意思。淫气：即满溢精气。

3　浊气：张志聪："受谷气浊，胃之食气，故曰浊气。"盖是指浓厚的食物精华。

4　肺朝百脉：李念莪注："经脉流通，必由于气，气主于肺，而为五脏之华盖，故为百脉之朝会。"就是说凡百血脉都要由肺经过，才能输送到全身。

5　毛脉合精，行气于府：张景岳注："肺主毛，心主脉，肺藏气，心生血，二脏独居胸中，故曰毛脉合精，行气于府。府者气聚之府也，是谓气海，亦曰膻中。"实际上已指出肺和心对血液循环所起的作用。府：脉要精微论："夫脉者，血之府也。"王冰谓："府，聚也。言血之多少，解聚见于筋脉之中也。"

6　府精神明，留于四藏：李念莪注："膻中即心包络，为心之府，神明属心，五脏之君主。"留当作流，流其精于四脏。意思是说把心内的精汁血液，再输送到其他四脏以营养。

7　气归于权衡：李念莪注："流其精气于四藏，则四藏之气得其平，而归于平衡矣，权衡者平也。"四脏受到血液的营养都得到了平衡。

8　气口：包括寸、关、尺三部脉而言，又简称寸口。

9　游溢精气：马莳注："饮食入胃，其精微之气，游溢升腾。"即指散布和输送饮食所化的精气。游溢：敷布分散。

10　水精四布，五经并行：张志聪注："水精四布者，气化则水行，四布于皮毛，五经并行者，通灌于五藏之经脉也。"这是指体液能四布到五脏的经脉。

**五脏阴阳，揆度以为常也 [1]。**

春、夏、秋、冬四季阴阳的变化都有其常度，人在这些变化中所发生疾病，就是因为对身体的劳用过度所致，这是通常的道理。五谷入胃，其所化生的一部分精微之气输散到肝脏，再由肝将此精微之气滋养于筋。五谷入胃，其所化生的精微之气，注入于心，再由心将此精气滋养于血脉。血气流行在经脉之中，到达于肺，肺又将血气输送到全身百脉中去，最后把精气输送到皮毛。皮毛和经脉的精气汇合，又还流归入于脉，脉中精微之气，通过不断变化，周流于四脏。这些正常的生理活动，都要取决于气血阴阳的平衡。气血阴阳平衡，则表现在气口的脉搏变化上，气口的脉搏，可以判断疾病的死生。水液入胃以后，游溢布散其精气，上行输送与脾，经脾对精微的布散转输，上归于肺，肺主清肃而司治节，肺气运行，通调水道，下输于膀胱。如此则水精四布，外而布散于皮毛，内而灌输于五脏之经脉，并能合于四时寒暑的变易和五脏阴阳的变化，作出适当的调节，这就是经脉的正常生理现象。

**太阳藏独至 [2]，厥喘虚气逆，是阴不足、阳有余也，表里当俱写 [3]，取之下俞 [4]。**

---

1　揆度：度量的意思。

2　独至：张景岳：“言藏气不和而有一藏太过者，气必独至。”就是偏盛的意思。

3　表里：是经脉之表里，此处指的是少阴和太阳。

4　下俞：指经脉之下俞。下俞是足经之腧穴，例如太阳之下俞是束骨穴，少阴之下俞是太溪穴，余经同。

**阳明藏独至，是阳气重并也[1]，当写阳补阴，取之下俞。**

**少阳藏独至，是厥气也，跷前卒大，取之下俞。少阳独至者，一阳之过也[2]。**

太阳经脉偏盛，则发生厥逆、喘息、虚气上逆等症状，这是阴不足而阳有余，表里两经俱当用泻法，取足太阳经的束骨穴和足少阴经的太溪穴。

阳明经脉偏盛，是太阳、少阳之气重并于阳明，当用泻阳补阴的治疗方法，当泻足阳明经的陷谷穴，补太阴经的太白穴。

少阳经脉偏盛，是厥气上逆，所以阳跷脉前的少阳脉猝然盛大，当取足少阳经的临泣穴。少阳经脉偏盛而独至，就是少阳太过。

**太阴藏搏者，用心省真，五脉气少，胃气不平，三阴也，宜治其下俞，补阳写阴。**

**一阳独啸，少阳厥也[3]，阳并于上，四脉争张，气归于肾，宜治其经络，写阳补阴。**

**一阴至[4]，厥阴之治也，真虚㾓心[5]，厥气留薄，发为白汗[6]，调食和药，治在下俞。**

---

1　重并：张志聪："两阳合于前，故曰阳明。阳明之独至，是太少重并于阳明，阳盛故阴虚矣。"

2　一阳：就是少阳。

3　一阳独啸，少阳厥也：新校正："一阳，当是二阴之误；少阳，当是少阴之误。"

4　一阴：就是足厥阴肝经。

5　㾓：音 yuān，是酸痛。真虚㾓心：真气大虚，心中酸痛不适。

6　白汗：白汗二字，不知其义，诸家解释不一，存疑待考。吴昆："白汗者，气为阳，其色白也。汗有白色，亦如方书中称红汗或黄汗之类。"

太阴经脉鼓搏有力，应当细心地审查是否真藏脉至，若五脏之脉均气少，胃气又不平和，这是足太阴脾太过的缘故，应当用补阳泻阴的治疗方法，补足阳明之陷谷穴，泻足太阴之太白穴。

二阴经脉独盛，是少阴厥气上逆，而阳气并越于上，心、肝、脾、肺四脏受其影响，四脏之脉争张于外，病的根源在于肾，应治其表里的经络，泻足太阳经的经穴昆仑、络穴飞扬，补足少阴的经穴复溜、络穴大钟。

一阴经脉偏盛，是厥阴所主，出现真气虚弱、心中酸痛不适的症状，厥气留于经脉与正气相搏而发为白汗，应该注意饮食调养和药物的治疗，如用针刺，当取厥阴经下部的太冲穴，以泄其邪。

**帝曰：太阳藏何象？岐伯曰：象三阳而浮也[1]。帝曰：少阳藏何象？岐伯曰：象一阳也。一阳藏者，滑而不实也。帝曰：阳明藏何象？岐伯曰：象心之太浮也。太阴藏搏，言伏鼓也[2]。二阴搏至，肾沉不浮也。**

黄帝说：太阳经的脉象是怎样的呢？岐伯说：其脉象似三阳之气浮盛于外，所以脉浮。黄帝说：少阳经的脉象是怎样的呢？岐伯说：其脉象似一阳之初生，滑而不实。黄帝说：阳明经的脉象是怎样的呢？岐伯说：其脉象大而浮。太阴经的脉象搏动，虽沉伏而指下仍搏击有力；少阴经的脉象搏动，是沉而不浮。

---

1　象三阳而浮：张志聪："三阳，阳盛之气也。言太阳藏脉，象阳盛之气而浮也。"

2　伏鼓：是指脉象，马莳："太阴则入于阴分，脉虽始伏，而实鼓击于手，未全沉也。"

# 通评虚实论第二十九

本篇内容是讨论"虚实"意义，及其在各方面的运用，如四时、五脏、经络、气血、脉证、治疗等等，都贯串着一个"虚实"精神。然中心虽是一个，而涉及的事物实在广泛，所以篇名叫作"通评虚实论"。通评即概论，真如高士宗所谓"犹言统论虚实也"。文中指出，"邪气盛则实，精气夺则虚"。应留意虚证、实证以及重虚重实、经络的虚实、脉的虚实等。

黄帝问曰：何谓虚实？岐伯对曰：邪气盛则实，精气夺则虚[1]。帝曰：虚实何如？岐伯曰：气虚者，肺虚也；气逆者，足寒也。非其时则生，当其时则死[2]。余藏皆如此。帝曰：何谓重实？岐伯曰：所谓重实者，言大热病，气热脉满，是谓重实。

---

1　邪气盛则实，精气夺则虚：张志聪："邪气者，风寒暑湿之邪；精气者，荣卫之气也。"张景岳："邪气有微甚，故邪盛则实；正气有强弱，故精夺则虚。夺，失也。"邪气盛则实，精气夺则虚，即邪气盛，就是实证，正气被伤，就是虚证。邪气，指风寒暑湿之邪，邪盛则为实证。精气，指人体的正气。夺，虚损。

2　非其时则生，当其时则死：马莳："非相克之时则生，如春秋冬是也；如遇相克之时则死，如夏时之火是也。"又张志聪："如值其生，当其胜克之时则死。"又谓："气虚肺虚，是表里之虚实；气逆足寒，是上下之虚实；非时、当时，是四时之虚实。"

黄帝问道：什么叫作虚实呢？岐伯答说：邪气盛，就是实证，正气被伤，就是虚证。黄帝问：那么虚实的情况各是什么样的呢？岐伯说：肺主气，气虚，实质上是肺虚，必定发生气逆足寒的症状。如果不是肺正被克的时令，则病好治，如遇相克的时令，病人就会死。其余各脏的虚实，也是同样。黄帝问：怎样叫作重实？岐伯说：所谓重实，是说大热病人，邪气甚热，脉象又极盛满，这就叫作重实。

**帝曰：经络俱实，何如？何以治之？岐伯曰：经络皆实，是寸脉急而尺缓也[1]，皆当治之，故曰滑则从。涩则逆也。夫虚实者，皆从其物类始，故五藏骨肉滑利，可以长久也[2]。**

**帝曰：络气不足，经气有余，何如？岐伯曰：络气不足，经气有余者，脉口热而尺寒也[3]，秋冬为逆，春夏为从，治主病者。**

黄帝道：经络俱实情况是怎样的？用什么方法治疗？岐伯说：所谓经络俱实，是指寸脉急而尺脉缓，经与络都应该治疗。所以说脉滑象征着气血畅盛，叫作顺；脉涩象征着气血虚滞，叫作逆。大凡人体虚实的情况和生物是一样的，就是说呈现圆润现象的都为生，呈现枯涩现象的都为死。若一个人五脏骨肉滑利，生命是可以长久的。

---

1　寸脉急而尺缓：寸指寸口，尺指尺肤。丹波元简："此节以脉口诊经，以尺肤诊络，盖经为阴为里，乃脉道也，故以脉口诊之；络为阳为浮而浅，故以尺肤诊之，下文'脉口热而尺寒''尺热满，脉口寒涩'义并同。"

2　故曰：丹波元简："按以下至可以长久也三十一字，疑是错简，若移于下文滑则生涩则死也之下，则文理顺接焉。"

3　脉口热而尺寒：用热来代表热象的脉，寒代表寒涩的脉。即寸口脉滑而尺脉涩滞。

黄帝道：络气不足，经气有余的情况怎样？岐伯说：所谓络气不足，经气有余，是指寸口脉热而尺脉却寒的情况。秋冬之时见到这种现象的，为逆；而在春夏之时，就为顺了。需要治疗的是那种主病的逆象。

**帝曰：经虚络满，何如？岐伯曰：经虚络满者，尺热满，脉口寒涩也，此春夏死，秋冬生也。**

**帝曰：治此者，奈何？岐伯曰：络满经虚，灸阴刺阳；经满络虚，刺阴灸阳。**

**帝曰：何谓重虚？岐伯曰：脉气上虚尺虚[1]，是谓重虚。**

**帝曰：何以治之？岐伯曰：所谓气虚者，言无常也[2]；尺虚者，行步恇然[3]。脉虚者，不象阴也[4]。如此者，滑则生，涩则死也。**

黄帝问：经虚络实的情况怎样？岐伯说：所谓经虚络实，是指尺脉热满而脉口寒涩，这种现象，若在春夏则死，若在秋冬则生。

黄帝问：怎样治疗这种病呢？岐伯说：络实经虚的，灸阴刺阳；经实络虚的，刺阴灸阳。

---

1　脉气上虚尺虚：新校正："按甲乙经作脉虚气虚尺虚，是谓重虚，此少一气字，多一上字。"

2　言无常：张景岳："脉要精微论曰：言而微，终日乃复言者，此夺气也。"张志聪："宗气虚，而语言无接续也。"按上文"精气夺则虚"的说法，这"气虚"以精气盛夺解释。

3　尺虚者，行步恇然：丹波元简："尺虚谓尺肤脆弱。论疾诊尺篇云：尺肉弱者，解㑊安卧，乃与行步恇然同义。"张景岳："恇，音匡。恇然，怯弱也。"即怯弱的意思。

4　脉虚者，不象阴也：吴昆："脉者，血之府。脉虚者，亡血可知，故云不象阴者。"张景岳："脉虚者，阴亏之象。"

黄帝问：什么叫作重虚？岐伯说：脉虚、气虚、尺虚，这就叫作重虚。

黄帝问：怎样辨别呢？岐伯说：所谓气虚，是由于膻中之气不足，表现为语言不能连续；所谓尺虚，是尺脉脆弱，表现为行步怯弱无力；所谓脉虚，是气血都弱，阴阳不能应象。所有表现上面这些现象的病人，脉象滑利的，可以生；如果脉象涩滞，就会死的。

**帝曰：寒气暴上，脉满而实，何如？岐伯曰：实而滑则生，实而逆则死。**

**帝曰：脉实满，手足寒，头热，何如？岐伯曰：春秋则生，冬夏则死[1]。**

**帝曰：其形尽满[2]，何如？岐伯曰：其形尽满者，脉急大坚，尺涩而不应也[3]。如是者，故从则生，逆则死。**

黄帝问：寒气上攻，脉气盛满而实，情况怎样？岐伯说：脉实而有滑利之象的主生，脉实而有逆涩之象的主死。

黄帝问：脉象实满，手足皆寒，头部热，情况如何？岐伯说：在春秋可生，在冬夏就会死。

黄帝问：身形虚浮肿胀的情况怎样？岐伯说：所谓身形虚浮肿胀，是指脉口急大而坚，尺脉却反涩滞，像这样，顺就可生，逆就会死。

---

1 春秋则生，冬夏则死：张志聪："春时阳气微上，阴气微下；秋时阴气微上，阳气微下；阴阳二气，交相资生，故主生。冬时阴气尽出于外，夏时阳气尽虚于内，故主死。"

2 形尽满：高士宗："形，身也；满，犹实也。"形尽满，指身体虚浮肿胀。

3 脉急大坚，尺涩而不应也：丹波元简："按尺肤涩，与脉急大坚不相应也。邪气藏府病形篇云：'色脉与尺之相应也，如桴鼓影响之相应也。'"

**帝曰：何谓从则生，逆则死？岐伯曰：所谓从者，手足温也；所谓逆者，手足寒也。**

**帝曰：乳子而病热[1]，脉悬小者，何如？岐伯曰：手足温则生，寒则死[2]。**

**帝曰：乳子中风热，喘鸣肩息者[3]，脉何如？岐伯曰：喘鸣肩息者，脉实大也，缓则生，急则死[4]。**

黄帝问：怎样叫顺则生、逆则死？岐伯说：所谓顺，就是手足温和；所谓逆，就是手足寒冷。

黄帝问：新产后而患热病，脉象悬小，它的变化怎样？岐伯说：手足温暖的可生，如手足寒冷，就会死的。

黄帝问：乳子中风热，出现喘息有声、张口抬肩的症状，它的脉象怎样？岐伯说：有喘息有声、张口抬肩症状者，脉象为实大。脉象浮缓，尚有胃气的，可生；如果脉象小急，是真藏脉现，就会死的。

---

1　乳子：说文："人及鸟生子曰乳，兽曰产。"张氏医通："乳子言产后以哺乳子时，非婴儿也。"

2　手足温则生，寒则死：张志聪："四肢皆禀气于胃，故阳受气于四末。是以手足温者，胃气尚盛，故生，寒则胃气已绝，故死。"四肢皆禀气于胃，所以阳受气于四末，如果手足温暖，说明胃气犹存，有生的希望，如果手足冰凉，说明胃气已绝，病重难治。

3　喘鸣肩息：喘息有声，张口抬肩，形容呼吸困难。

4　缓则生，急则死：张志聪："夫脉之所以和缓者，得阳明之胃气也，急则胃气已绝，故死。"

帝曰：肠澼便血[1]，何如？岐伯曰：身热则死，寒则生。

帝曰：肠澼下白沫[2]，何如？岐伯曰：脉沉则生，脉浮则死。

帝曰：肠澼下脓血[3]，何如？岐伯曰：脉悬绝则死，滑大则生。

帝曰：肠澼之属，身不热，脉不悬绝，何如？岐伯曰：滑大者曰生，悬涩者曰死，以藏期之[4]。

黄帝问：肠中赤痢的变化怎样？岐伯说：痢兼发热的，则死；身体寒冷不发热的，则生。

黄帝问：肠澼而下白沫的，其变化怎样？岐伯说：脉沉则生，浮则死。

黄帝问：肠澼而脓血俱下的，其变化又如何呢？岐伯说：脉象小涩的会死，滑大的则生。

黄帝问：如果身热，脉不小涩，又如何呢？岐伯说：脉象滑大的可生；脉象涩小的，则死。至于死在什么时候，那要根据克胜之日来决定。

---

1　肠澼便血：吴昆："肠澼，滞下也，利而不利之谓；便血，赤痢也。"马莳："此言肠澼之属，有便血者，有下白沫者，有下脓血者，随证、随脉而可以决其死生也。肠澼者，大小肠有辟积而生诸证，故肠澼为总名，而下三者为诸证也。"

2　肠澼下白沫：丹波元简："按诸病源候论云：痢色白，食不消，谓之寒中也，诊其脉沉则生，浮则死。知巢氏以下白沫谓寒痢也。"肠澼下白沫，痢疾的一种，大便以白色脓液为主，现在辨证为寒痢。

3　肠澼下脓血：吴昆："赤白并下也。"

4　以藏期之：张志聪："以藏期之：肝至悬绝，十八日死；心至悬绝，九日死；肺至悬绝，十二日死；肾至悬绝，七日死；脾至悬绝，四日死。悬绝者，绝无阳明之胃气，而真藏孤悬也。"也就是说以五脏相克之日来定死期。

帝曰：癫疾何如[1]？岐伯曰：脉搏大滑，久自已；脉小坚急，死不治。

帝曰：癫疾之脉虚实，何如？岐伯曰：虚则可治，实则死[2]。

帝曰：消瘅虚实[3]，何如？岐伯曰：脉实大，病久可治；脉悬小坚，病久不可治。

帝曰：形度、骨度、脉度、筋度[4]，何以知其度也？岐伯曰：脉浮而涩[5]，涩而身有热者死。

黄帝问：癫疾的情况怎样？岐伯说：脉象搏击，但大而且滑的，经过一段时间可以治好；如果脉象又小，而且坚急的，那是实结不通，就死也不可以治了。

黄帝问：癫疾之脉，虚实情况怎样？岐伯说：脉象虚缓的可治，而坚实的就会死。

黄帝问：消瘅病的虚实情况怎样？岐伯说：脉象实大的，病虽长久，但可以治愈；假如脉象悬小而坚，病的时间又较长，那就不能治了。

---

1 癫疾：此处作癫痫解。

2 虚则可治，实则死：马莳："搏大，滑中带虚，可治；若带实，则邪气有余，乃死候也。"丹波元简："按上文云坚急，乃实之谓。"

3 消瘅：病名，即消渴病。三消的统称。吴昆："消瘅，消中而热，善饮善食。"消，消耗；瘅，内热。

4 形度、骨度、脉度、筋度：度，测度的意思。形度，是测度形体的盛衰；骨度，是测度骨骼的小大；脉度，是测度经脉的长短；筋度，是测度筋络的强弱。

5 脉浮而涩：张宛邻："此为阳病见阴脉。脉浮宜汗解，涩为血少，不能作汗，故死。"

黄帝问：测度形体的盛衰、测度骨骼的大小、测度经脉的长短、测度筋络的强弱，怎样才能测度出来呢？岐伯说：有一种脉象浮而涩，脉涩而身又发热的也会死的。

帝曰：春亟治经络，夏亟治经俞，秋亟治六府，冬则闭塞。闭塞者，用药而少针石也[1]。所谓少针石者，非痈疽之谓也。痈疽不得顷时回。痈不知所，按之不应手，乍来乍已，刺手太阴旁三痏与缨脉各二[2]。

疟，脉满大急，刺背俞，用中针，旁五胠俞各一[3]，适肥瘦出其血也。疟，脉小实急，灸胫少阴，刺指井[4]。疟，脉满大急[5]，刺背俞，用五胠俞、背俞各一，适行至于血也。疟，脉缓大虚，便宜用药，不宜用针。凡治疟，先发如食顷[6]，乃可以治，过之则失时也。

腹暴满，按之不下，取手太阳经络者，胃之募也[7]，少阴俞去脊椎三寸旁五，用员利针。霍乱，刺俞旁五，足阳明及上旁三。

---

1　春亟治经络……用药而少针石也：丹波元简："亟，盖孟子亟问、亟馈鼎肉之亟，音棋，频数也。"张志聪："伯言五藏之气合于四时，而刺度之各有浅深也。春气生升，故亟取络脉；夏取分腠，故宜治经俞，盖经俞隐于肌腠理间也；治六府者，取之于合也；……秋气降收，渐入于内，故宜取其合，以治六府也；冬时之气，故宜用药而少针石，盖针石治外，毒药治内者也。"

2　手太阴旁三痏：痏，羽垒切，读如贿，针刺一次叫一痏；手太阴旁，指胸部气户等胃经之穴。缨脉：缨，音婴，头部系冠带的部位。缨脉者，胃经近缨之脉。

3　五胠俞：胠，音区，胁下的部分。脊背上五藏腧穴的两旁。靠近胁下处的五个腧穴：魄户、神堂、魂门、意舍、志室，称为五胠俞。

4　井：经脉所出的孔穴，是为井，即四肢最远端之孔穴。

5　疟，脉满大急：此下二十二字，新校正删。

6　如食顷：约一顿饭的时间。

7　募：通膜，胸腹部经气结聚之穴。即指胸腹部经气结聚的地方。

**刺痫惊脉五，针手太阴各五，刺经太阳五[1]，刺手少阴经络旁者一，足阳明一，上踝五寸刺三针。**

**掖痛大热[2]，刺足少阳五，刺而热不止，刺手心主三，刺手太阴经络者，大骨之会各三[3]。**

黄帝说：春季治病取用络穴，夏季治病用各经的腧穴，秋季治病用六腑的合穴。冬季是闭塞的季节，既已闭塞就要多用药品，少用针石。但少用针石，不是针对痈疽等病说的，痈疽等病，是顷刻也不许迟疑不决的。痈毒初起，不知它发在何处，按之也找不到，痛的地方又不在一个地方，在这种情况下，可在手太阴之旁三刺，颈部左右各两刺。

如疟疾病人的脉搏满大而急，刺背部的腧穴，用中等针按五胠俞各取一穴，并根据病人形体的胖瘦，确定针刺出血的多少。如疟疾病人的脉搏小实而急的，灸足胫部的少阴经穴，并刺足趾端的井穴。如疟疾病人的脉搏满大而急，刺背部腧穴，取五胠俞、背俞各一穴，并根据病人体质，刺之出血。如疟疾病人的脉搏缓大而虚的，就应该用药治疗，不宜用针刺。大凡治疗疟疾，应在病没有发作之前约一顿饭的时候，予以治疗，过了这个时间，就会失去时机。

腹部突然胀痛，按之胀痛不减的，应该取手太阳经的络穴，就是胃的募穴和少阴肾腧穴五次，用员利针。霍乱，应针肾俞两旁的

---

1　刺经：吴昆："凡言其经而不及其穴者，本经皆可取，不必拘其穴也。"即指循经取穴。

2　掖：同腋。

3　大骨之会：马莳："当指手太阳小肠经之肩贞穴也。"即肩贞穴。

志室穴五次，足阳明胃俞及肾俞外两旁胃仓穴，刺三次。惊痫的刺法有五点：针手太阴经的经渠穴五次，刺手太阳小肠经的阳谷穴五次，刺手少阴经络旁的支正穴一次，刺足阳明经解溪穴一次，刺足踝上五寸的筑宾穴三次。

腋痈的病人，全身大热，应刺足少阳五次，针刺以后，如热仍不退，可刺手心主三次，刺手太阴经的络穴和肩贞穴各三次。

**凡治消瘅、仆击[1]、偏枯[2]、痿厥、气满发逆[3]，肥贵人，则高粱之疾也。隔塞闭绝，上下不通，则暴忧之病也。暴厥而聋，偏塞闭不通，内气暴薄也。不从内，外中风之病，故瘦留着也[4]。跖跛，寒，风湿之病也[5]。**

**黄帝曰：黄疸暴痛，癫疾厥狂，久逆之所生也。五藏不平，六府闭塞之所生也。头痛耳鸣，九窍不利，肠胃之所生也。**

**暴痛筋緛[6]，随分而痛，魄汗不尽，胞气不足[7]，治在经俞。**

凡诊治消瘅、突然跌倒、半身不遂、气逆、气满等病需分清肥丰的贵人，是吃肉类精米太多所造成的。隔噎就会气闭不行，上下

---

1　仆击：楼英医学纲目："其卒然仆倒者，经称为击仆，世又称为卒中风是也。"丹波元简："按九宫八风篇云：其有三虚而偏中于邪风，则为击仆偏枯也。"

2　偏枯：指中风后遗症，半身不遂。

3　气满发逆：吴昆："气满者，气急而粗也；发逆，发为上逆也。"

4　不从内，外中风之病，故瘦留着也：张景岳："有病不从内，而外中风寒，藏蓄不去则伏为热，故致燔烁消瘦，此以表邪留薄，而着于肌肉筋骨之间也。"

5　跖跛，寒：跖，音只，足也；跛，音播，行不正而偏废也。跖跛，寒：就是足行不正，而且寒冷。

6　緛：音ruǎn，缩的意思。

7　胞气不足：胞，同脬，即膀胱。胞气不足，就是膀胱经气不足。

不通，那是暴怒或忧虑所引起的病。突然厥逆，不知人事，耳聋，大小便不通，那是内气上迫引起的病。有的病不从内起，是外中风寒，因为风邪留滞，久之化热，肌肉消瘦，是极其明显的。有的人行走偏跛，那是因为着寒或是风湿而形成的病。

黄帝道：黄疸、突然发生剧痛、癫狂、气逆等症，是由于经脉之气久逆于上所造成的。五脏不和，是由六腑闭塞所造成的。头痛、耳鸣、九窍不利，是由肠胃病变所造成的。

急性痈肿，筋缩，随着痈肿的分肉而痛，痛得汗出不尽，这是由于膀胱经气不足，应该针刺其经的腧穴。

# 太阴阳明表里篇第三十

本篇内容主要是讨论太阴、阳明两经，如表里关系及异位、异病、异名等，并讨论脾藏的王时、主四肢、为胃行津液等问题。所以篇名叫作"太阴阳明表里篇"。然名虽题太阴阳明，而三阴三阳实概括在内，因为脾胃为阴阳之本。外感六淫之邪则阳受而多病在六腑，饮食起居不节则阴受之多病在五脏。

**黄帝问曰：太阴阳明为表里，脾胃脉也，生病而异者，何也? 岐伯对曰：阴阳异位，更虚更实，更逆更从[1]，或从内，或从外，所从不同，故病异名也。**

**帝曰：愿闻其异状也。岐伯曰：阳者，天气也，主外；阴者，地气也，主内。故阳道实，阴道虚[2]。故犯贼风虚邪者，阳受**

1　更虚更实，更逆更从：杨上善："春夏阳明为实，太阴为虚；秋冬太阴为实，阳明为虚。即更逆更从也。"

2　阳道实，阴道虚：张景岳："阳刚阴柔也。又外邪多有余，故阳道实；内伤多不足，故阴道虚。即更逆更从也。"

之，食饮不节、起居不时者，阴受之。阳受之，则入六府[1]，阴受之，则入五藏。入六府，则身热不时卧，上为喘呼；入五藏则䐜满闭塞，下为飧泄，久为肠澼[2]。故喉主天气，咽主地气。故阳受风气，阴受湿气。

黄帝问道：太阴、阳明两经，互为表里，是脾胃所属的经脉，而所生的疾病不同，是什么道理？岐伯回答说：太阴属阴经，阳明属阳经，两经循行的部位不同，四时的虚实顺逆不同，病或从内生，或从外入，发病原因也有差异，所以病名也就不同。

黄帝道：我想知道它们不同的情况。岐伯说：人身的阳气，犹如天气，主卫护于外；阴气，犹如地气，主营养于内。所以阳气性刚多实，阴气性柔易虚。凡是贼风虚邪伤人，外表阳气先受侵害；饮食起居失调，内在阴气先受损伤。阳分受邪，往往传入六腑；阴气受病，每多累及五脏。邪入六腑，可见发热不得安卧，气上逆而喘促；邪入五脏，则见脘腹胀满，闭塞不通，在下为大便泄泻，病久而产生痢疾。所以喉司呼吸而通天气，咽吞饮食而连地气。因此阳经易受风邪，阴经易感湿邪。

故阴气从足上行至头，而下行循臂至指端；阳气从手上行至头，而下行至足。故曰阳病者上行极而下；阴病者，下行极

---

1　阳受之，则入六府：张宛邻："府阳藏阴，各从其类。按阴阳应象大论云：天之邪气，感则害人五藏；水谷之寒热，感则害人六府。与此相反而义实相成。以形气言，邪气无形故入藏，水谷有形故入府；以表里言，府阳主外，故贼风邪虚从外而受，藏阴主内，故饮食不节从内而受；实则府藏皆当有之。盖内外之邪，病情万变，非一端可尽，故广陈其义耳。"

2　入六府……久为肠澼：张景岳："不时卧，不能以时卧也。阳邪在表在上，故为身热，不卧，喘呼；阴邪在里在下，故为腹满，飧泻，肠澼。"肠澼：痢疾。

而上[1]。故伤于风者，上先受之；伤于湿者，下先受之。

黄帝曰：见真藏曰死，何也？岐伯曰：五藏者，皆禀气于胃[2]，胃者五藏之本也。藏气者，不能自致于手太阴，必因于胃气，乃至于手太阴也。故五藏各以其时，自为而至于手太阴也。故邪气胜者，精气衰也。故病甚者，胃气不能与之俱至于手太阴，故真藏之气独见。独见者，病胜藏也，故曰死。帝曰：善。

黄帝曰：脾病而四支不用，何也？岐伯曰：四支皆禀气于胃，而不得至经，必因于脾，乃得禀也。今脾病不能为胃行其津液，四支不得禀水谷气，气日以衰，脉道不利，筋骨肌肉皆无气以生，故不用焉。

手足三阴经脉之气，从足上行至头，再向下沿臂膊到达指端；手足三阳经脉之气，从手上行至头，再向下行到足。所以说，阳经的病邪，先上行至极点，再向下行；阴经的病邪，先下行至极点，再向上行。故风邪为病，上部首先感受；湿邪成疾，下部首先侵害。

黄帝道：见到真藏脉象，就要死亡，是什么道理？岐伯说：五脏的营养，都赖于胃腑水谷之精微，因此胃是五脏的根本。故五脏之脏脉气，不能自行到达于手太阴寸口，必须赖借胃气的敷布，才能达于手太阴。所以五脏之气能够在其所主之时，出现于手太阴寸口，就是有了胃气。如果邪气胜，必定使精气衰。所以病气严重时，胃气就不能与五脏之气一起到达手太阴，而为某一脏真藏脉象

---

1　阳病者，下行极而上：张志聪："此言邪随气转也。人之阴阳出入，随时升降，是以阳病在上者，久而随气下行，阴病在下者，久而随气上逆。"

2　禀气于胃：甲乙经："人常禀气于胃，脉以胃气为本。"禀：承受的意思。

单独出现，真脏独见，是邪气胜而脏气伤，所以说是要死亡的。黄帝道：讲得对！

黄帝道：脾病会引起四肢功能丧失，这是什么道理？岐伯说：四肢都要承受胃中水谷精气的濡养，但胃中精气不能直接到达四肢经脉，必须依赖脾气的传输，才能营养四肢。如今脾有病不能为胃输送水谷精气，四肢失去营养，则精气日渐衰减，经脉不能畅通，筋骨肌肉都得不到濡养，因此四肢便丧失正常的功能了。

**帝曰：脾不主时，何也？岐伯曰：脾者，土也，治中央[1]，常以四时长四藏[2]，各十八日寄治[3]，不得独主于时也。脾藏者，常著胃土之精也[4]。土者，生万物而法天地，故上下至头足[5]，不得主时也。**

**帝曰：脾与胃以膜相连耳，而能为之行其津液，何也？岐伯曰：足太阴者，三阴也[6]，其脉贯胃、属脾、络嗌，故太阴为之行气于三阴[7]。阳明者，表也，五藏六府之海也，亦为之行气于三**

---

1　治：王冰："主也。"

2　长：马莳："长，掌同，主也。"

3　各十八日寄治：土气于四时之中，各于季终寄王十八日；即立春、立夏、立秋、立冬之前各十八日，为土王用事。

4　著：训明。盖谓脾藏的转轮功用，是著明胃土水谷之精对全身的作用的。又高士宗："著，昭著也。胃土水谷之精，昭著于外。"常著胃土之精：胃土受纳腐熟的水谷精微能够昭明于外，全赖脾脏之气的运行布散。著，明显。

5　上下至头足：张景岳："脾为藏府之本，故上至头，下至足，无所不及，又岂独主一时而已哉。"

6　足太阴者，三阴也：三阴，是指太阴。厥阴为一阴，少阴为二阴，太阴为三阴。

7　太阴为之行气于三阴：吴昆："为之，为胃也。三阴，太、少、厥也。脾为胃行气于三阴，运阴阳之气入于诸阴也。"

阳[1]。藏府各因其经而受气于阳明，故为胃行其津液。四支不得禀水谷气[2]，日以益衰，阴道不利，筋骨肌肉无气以生，故不用焉。

黄帝道：脾脏不能主旺一个时季，是什么道理？岐伯说：脾在五行中属土，主管中央之位，分旺于四时以长养四脏，在四季之末各寄旺十八日，故脾不单独主旺于一个时季。由于脾脏经常为胃土传输水谷精气，譬如天地养育万物一样无时或缺。所以它能从上到下，从头到足，输送水谷之精于全身各部分，而不专主旺于一时季。

黄帝道：脾与胃仅以一膜相连，而脾能为胃转输津液，这是什么道理？岐伯说：足太阴脾经，属三阴，它的经脉贯通到胃，连属于脾，环绕咽喉，故脾能把胃中水谷之精气输送到手足三阴经；足阳明胃经为脾经之表，是供给五脏六腑营养之处，故胃也能将太阴之气输送到手足三阳经。五脏六腑各通过脾经以接受胃中的精气，所以说脾能为胃运行津液。如四肢得不到水谷精气的滋养，精气便日趋衰减，脉道不通，筋骨肌肉都失却营养，因而也就丧失正常的功用了。

---

1　为之行气于三阳：吴昆："为之，为脾也。行气于三阳，运太阴之气入于诸阳也。"

2　四支不得禀水谷气：丹波元简："此下二十八字，于上文复，正式衍文。"

# 逆调论第三十一

人体阴阳必须保持平衡状态，阴阳失调可引起各种寒热病变。本篇内容讨论了寒热、骨痹、肉苛、逆气等几种病变，而这些病变的由来，都是因为阴阳、水火、营卫、气血、表里的失于调和。人身阴阳，和调则顺，逆调则病，这里讨论的是病变，所以篇名叫作"逆调论"。经气上下不调为逆气，肺络之逆、胃气之逆、肾水之逆三种各有不同的病理变化。

黄帝问曰：人身非常温也[1]，非常热也，为之热而烦满者，何也？岐伯对曰：阴气少而阳气胜[2]，故热而烦满也。

帝曰：人身非衣寒也[3]，中非有寒气也，寒从中生者何[4]？岐伯曰：是人多痹气也[5]，阳气少，阴气多，故身寒如从水

---

1　非常：谓非一般的外感温邪或热气。

2　阴气少而阳气胜：马莳："阴气者，诸阴经之气及营气也；阳气者，诸阳经之气及卫气也。"

3　衣寒：衣服单薄，感受外寒。

4　寒从中生：意思是说寒冷的感觉，好像从内部发生。

5　痹气：圣济总录："夫阳虚生外寒，弱盛生内寒，人身阴阳偏胜，则自生寒热，不必外伤于邪气也。痹气内寒者，以气痹而血不能运，阳虚而阴自胜也；故血凝泣而脉不通，其证身寒如从水中出也。"

中出。

**帝曰：人有四支热，逢风寒如炙者[1]，何也？岐伯曰：是人者，阴气虚，阳气盛，四支者，阳也，两阳相得[2]，而阴气虚少，少水不能灭盛火[3]，而阳独治[4]，独治者，不能生长也[5]，独胜而止耳。逢风而如炙如火者，是人当肉烁也[6]。**

黄帝道：有的病人，四肢发热，遇到风寒，热得更加厉害，如同炙于火上一般，这是什么原因呢？岐伯回答说：这是由于阴气少而阳气胜，所以发热而烦闷。

黄帝说：有的人穿的衣服并不单薄，也没有为寒邪所中，却总觉得寒气从内而生，这是什么原因呢？岐伯说：是由于这种人多痹气，阳气少而阴气多，所以经常感觉身体发冷，像从冷水中出来一样。

黄帝说：有的人四肢发热，一遇到风寒，便觉得身如热火熏炙一样，这是什么原因呢？岐伯说：这种人多因素体阴虚而阳气胜。四肢属阳，风邪也属阳，属阳的四肢感受属阳的风邪，是两阳相并，则阳气更加亢盛，阳气益盛则阴气日益虚少，至衰少的阴气不能熄灭旺盛的阳火，形成了阳气独旺的局面。现阳气独旺，便不

---

1　如炙：此下通行本有"如火"两字。新校正云："按全元起本无'如火'二字。"《太素》此下有"于火"两字。

2　两阳相得：马莳："四支属阳，风亦属阳，一逢风寒，两阳相得。"

3　少水：是阴气衰少。盛火：是阳气盛。

4　阳独治：是指阴虚之极，而阳气独旺。

5　不能生长：丹波元简："谷梁传云：独阴不生，独阳不长。正此之义也。"

6　肉烁：肌肉瘦削，如以火烘肌肉这样的干枯。

能生长，因阳气独胜而生机停止。所以这种四肢逢风而热如炙如火的，其人必然肌肉逐渐消瘦。

帝曰：人有身寒，汤火不能热，厚衣不能温，然不冻栗[1]，是为何病？岐伯曰：是人者，素肾气胜，以水为事[2]，太阳气衰，肾脂枯不长，一水不能胜两火[3]。肾者，水也，而生于骨，肾不生，则髓不能满，故寒甚至骨也。所以不能冻栗者，肝，一阳也，心，二阳也[4]，肾，孤藏也[5]，一水不能胜二火，故不能冻栗，病名曰骨痹，是人当挛节也[6]。

帝曰：人之肉苛者，虽近衣絮，犹尚苛也[7]，是谓何疾？岐伯曰：荣气虚，卫气实也[8]。荣气虚则不仁，卫气虚则不用[9]，荣卫俱虚，则不仁且不用，肉如故也[10]。人身与志不相有，曰死。

---

1　冻栗：寒冷而战栗。

2　以水为事：张宛邻："以水为事，涉水游泳之类。恃其肾气之胜，而冒涉寒水，水气通于肾，肾得水寒，则肾中阳衰，太阳之气亦衰，肾主骨髓，而髓之生长，惟恃乎气，寒湿在内，反消真精，肾气既衰，则脂枯不长。痿论亦有以水为事之文，指湿言也。"按好饮茶酒，内湿偏盛，亦以水为事也。

3　一水不能胜两火：高士宗："七字在下，误重于此，衍文也。"

4　肝，一阳也，心，二阳也：阳，是火的互词，所以下文云一水不能胜二火。高士宗："肾为阴中之阴，故肾孤藏也。"

5　孤藏：高士宗："肾为阴中之阴，故肾孤藏也。"即肾为单独一水脏。

6　挛节：挛，拘挛；节，指骨节。

7　苛：张景岳："苛，顽木沉重之谓。"丹波元简："苛，小草也。盖麻痹者，病在皮上，尤细琐者，故取义于苛细。曲礼：疾痛苛痒。可以见耳。"

8　荣气虚，卫气实也：丹波元简："下文云：荣气虚则不仁，卫气虚则不用，荣卫俱虚，则不仁且不用。则此七字不相冒，恐是衍文。"

9　不仁、不用：张景岳："不仁，不知痛痒寒热也；不用，不能举动也。"

10　肉如故也：甲乙经作"肉如苛也"。

黄帝说：有的人身体寒凉，虽进汤火不能使之热，多穿衣服也不能使之温，但却不恶寒战栗，这是什么病呢？岐伯说：这种人平素即肾水之气盛，又经常接近水湿，致水寒之气偏盛，而太阳之阳气偏衰，太阳之阳气衰，则肾脂枯竭不长。肾是水脏，主生长骨髓，肾脂不生则骨髓不能充满，故寒冷至骨。其所以不能战栗，是因为肝是一阳，心是二阳，一个独阴的肾水，胜不过心肝二阳之火，所以虽寒冷，但不战栗，这种病叫"骨痹"，病人必骨节拘挛。

黄帝说：有的人皮肉麻木沉重，虽穿上棉衣，仍然如故，这是什么病呢？岐伯说：这是由于营气虚而卫气实所致。营气虚弱则皮肉麻木不仁，卫气虚弱，则肢体不能举动，营气和卫气俱虚，则既麻木不仁，又不能举动，所以皮肉更加麻木沉重。若人的形体与内脏的神志不能相互为用，就要死亡。

**帝曰：人有逆气不得卧而息有音者 [1]，有不得卧而息无音者，有起居如故而息有音者，有得卧行而喘者，有不得卧不能行而喘者，有不得卧卧而喘者，皆何藏使然？愿闻其故。**

**岐伯曰：不得卧而息有音者，是阳明之逆也，足三阳者下行，今逆而上行，故息有音也。阳明者，胃脉也。胃者，六府之海，其气亦下行。阳明逆，不得从其道，故不得卧也。《下经》[2]曰：胃不和则卧不安 [3]。此之谓也。**

**夫起居如故而息有音者，此肺之络脉逆也。络脉不得随经上**

---

1　息：一呼一吸，谓之一息。

2　《下经》：上古医书名，今佚亡。

3　卧不安：张景岳："反复不宁之谓。今人有过于饱食，或病胀满者，卧必不安，此皆胃气不和之故。"

**下，故留经而不行。络脉之病人也微，故起居如故而息有音也。夫不得卧，卧则喘者，是水气之客也。夫水者，循津液而流也，肾者，水藏，主津液，主卧与喘也**[1]**。帝曰：善。**

黄帝说：人病气逆，有的不能安卧而呼吸有声；有的不能安卧而呼吸无声；有的起居如常而呼吸有声；有的能够安卧，行动则气喘；有的不能安卧，也不能行动而气喘；有的不能安卧，卧则气喘。是哪些藏府发病，使之这样呢？我想知道是什么缘故？

岐伯说：不能安卧而呼吸有声的，是阳明经脉之气上逆。足三阳的经脉，从头到足，都是下行的，现在足阳明经脉之气上逆而行，所以呼吸不利而有声。阳明是胃脉，胃是六腑之海，胃气亦以下行为顺，若阳明经脉之气逆，胃气便不得循常道而下行，所以不能平卧。《下经》曾说："胃不和则卧不安。"就是这个意思。

若起居如常而呼吸有声的，这是由于肺之脉络不顺，络脉不能随着经脉之气上下，故其气留置于经脉而不行于络脉。但络脉生病是比较轻微的，所以虽呼吸不利有声，但起居如常。若不能安卧，卧则气喘的，是由于水气侵犯所致。水气是循着津液流行的道路而流动的。肾是水脏，主持津液，如肾病不能主水，水气上逆而犯肺，则人即不能平卧而气喘。黄帝说：说得好。

---

1　主卧与喘：张景岳："水病者，其本在肾，其末在肺；故为不得卧，卧则喘者，标本俱病也。"